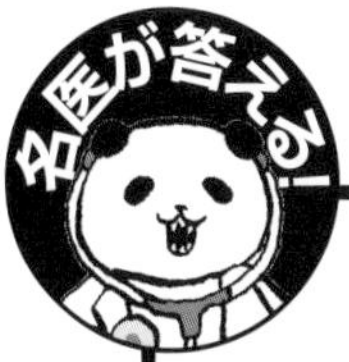

脳梗塞治療大全

東京都済生会中央病院名誉院長
高木 誠　監修

講談社

はじめに

目の前で家族がいきなり倒れたり、激しい頭痛を訴えて苦しんでいたりしたら、だれでも重い病気だと察して救急車を呼ぶでしょう。

けれど、脳梗塞では、そのようなわかりやすい症状が出ないことが多いのです。なんか変だと思っても、たいしたことないだろうと様子をみているうちに手遅れになるという例が、けっして少なくありません。脳梗塞には、どのような症状があるのかを、本書で、ぜひ知っておいてほしいと思います。

脳梗塞の治療は、多くの医療分野のなかでも、最も進歩した分野のひとつです。早く気づいて早く手当てを始めれば、発病前とまったく同じまでに回復することも可能です。だからこそ、脳梗塞の症状を知っておいてほしいのです。

私たち医療者も、なおいっそう治療法を向上させていきたいと努めています。本書で説明しているように、以前は脳梗塞発症後3時間以内の治療開始がひとつの目標になっていましたが、これが4時間半までに延長されました。救急の受け入れ態勢やリハビリテーションへの移行も、地域で連携するようなしくみが整いつつあります。

また、すでに発病してしまって、この本を手にとっているという方も、けっしてあきらめないでください。リハビリテーションしだいで、日常生活をふつうに送れるように、充実させることはできるのです。後遺症があると不便でしょうが、不幸と思うかどうかは自分しだいです。

その場合、重要なのは再発させないことです。脳梗塞は再発が多い病気です。発病前と同じ生活をしていると危険です。病気は自分の生き方への警鐘だととらえ、今までの生活習慣を見直し、今後のすごし方を考えてほしいと思います。

本書は健康ライブラリー イラスト版『脳梗塞の防ぎ方・治し方』をQ＆Aの形に再編集し、まとめ直したものです。新しく登場した薬や治療法など、最新の情報も盛り込んでいます。どこからお読みいただいてもけっこうです。ご関心のある項目から読み進めてください。本書が皆様の健康の一助になれば、幸いです。

東京都済生会中央病院名誉院長
脳神経内科　**高木　誠**

名医が答える！　脳梗塞　治療大全　もくじ

はじめに……1
【発症のサイン①】「FAST」の視点で即チェック……10
【発症のサイン②】突然のこんな症状も
できるだけ早く医療機関へ……12

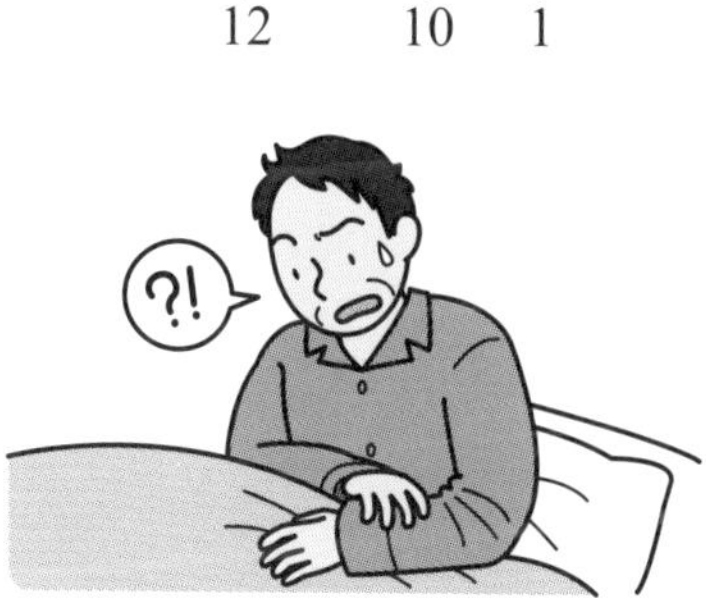

1　発症したら
――4時間半以内の治療がカギ

Q1　脳梗塞には、前ぶれがありますか？……16
Q2　TIAとは何ですか？……18
Q3　脳梗塞が起こると、脳はどうなりますか？……20
Q4　治療のタイムリミットはありますか？……22
Q5　周囲の人が脳梗塞を疑ったら、何をすればよいですか？……24

Q6 発症時、移動しても大丈夫ですか？……26
Q7 救命救急ではどのように対応されますか？……27
Q8 血栓溶解療法とは、どのような治療法ですか？……30
Q9 t－PAとは何ですか？……32
Q10 カテーテル治療が受けられる条件はありますか？……34
Q11 血栓回収療法には、どのような方法がありますか？……36
Q12 救急車を呼ぶか迷ったら、どうしたらよいですか？……39

2 原因としくみ――脳の血管が詰まり血流が途絶える

Q13 脳卒中と脳梗塞の違いは何ですか？……42
Q14 脳梗塞には、どのようなタイプがありますか？……44
Q15 ラクナ梗塞には、どのような特徴がありますか？……46

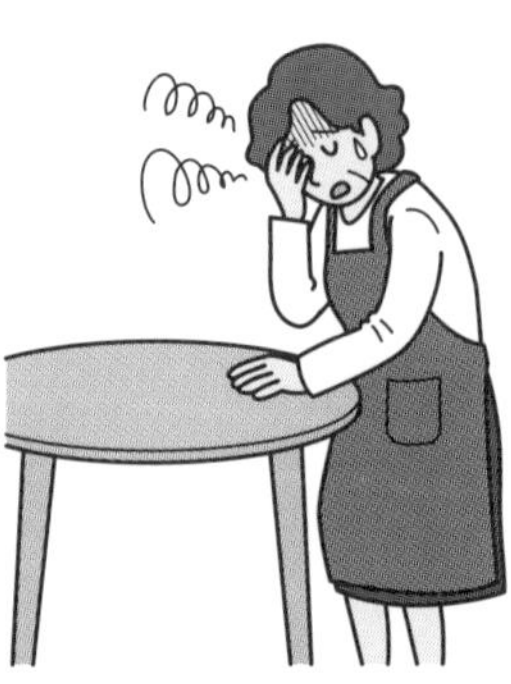

Q16 アテローム血栓性脳梗塞には、どのような特徴がありますか？……48
Q17 心原性脳塞栓症には、どのような特徴がありますか？……50
Q18 かくれ脳梗塞とは何ですか？……52
Q19 脳梗塞の原因は何ですか？……53
Q20 タバコやお酒は危険因子になりますか？……55
Q21 動脈硬化は、どのように進みますか？……56
Q22 どうして血管が詰まるのですか？……59
Q23 高血圧はなぜ危険因子になるのですか？……61
Q24 血圧がどれくらいだと、脳梗塞のリスクになりますか？……64
Q25 糖尿病はなぜ危険因子になるのですか？……66
Q26 血糖値がどれくらいだと、脳梗塞のリスクになりますか？……68
Q27 脂質異常症はなぜ危険因子になるのですか？……70
Q28 血圧や血糖値が少し高い状態なら大丈夫ですか？……72
Q29 心臓の病気は、危険因子になりますか？……74
Q30 脳梗塞が起こりやすい時間帯はありますか？……78

Q31 脳梗塞が起こりやすい季節はいつですか？……80
Q32 脳卒中には、脳梗塞のほかに、どのような病気がありますか？……82

3 再発を防ぐには——急性期以降は薬と手術で治療

Q33 脳梗塞の治療の進め方を教えてください……86
Q34 脳の障害を最小限にする治療法はありますか？……88
Q35 脳梗塞の再発率はどれくらいですか？……90
Q36 再発予防のために、どのような治療が必要ですか？……91
Q37 抗血栓療法とは、どのような治療法ですか？……92
Q38 抗血小板薬には、どのような種類がありますか？……96
Q39 抗凝固薬には、どのような種類がありますか？……99
Q40 外科手術は再発予防に有効ですか？……102

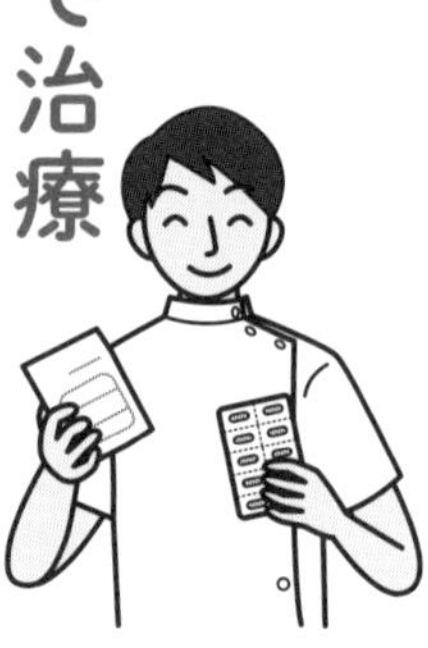

Q41 外科手術以外にカテーテル治療もありますか？……104
Q42 手術を受けたら、薬をのまなくてもよいですか？……106
Q43 薬は、いつまでのみ続けるのですか？……107
Q44 脳梗塞後の療養中に、気をつけることはありますか？……108

4 リハビリの進め方——入院中だけでなく退院後も

Q45 後遺症でよく現れるものは何ですか？……110
Q46 高次脳機能障害とは何ですか？……112
Q47 脳梗塞のリハビリの目的とは何ですか？……114
Q48 リハビリはどのように進めていきますか？……116
Q49 なぜリハビリのために転院が必要なのですか？……118
Q50 急性期は、どのようなリハビリから始めますか？……120

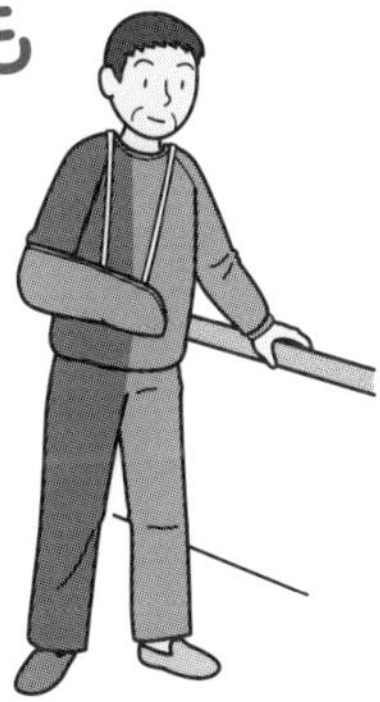

Q51 退院までには、どのようなリハビリをするのですか？……122
Q52 退院のめどがついたら、どのような準備が必要ですか？……124
Q53 退院したら、リハビリは終了ですか？……126

5 退院したら——生活習慣の改善こそが根本治療

Q54 退院後の治療は、どのように進めますか？……128
Q55 生活習慣病の改善のために、まず何ができるでしょうか？……130
Q56 メタボの人は、どれくらい減量すればよいですか？……132
Q57 食事量はどのくらいにすればよいですか？……134
Q58 高血圧対策のため、減塩はどのようにすればよいですか？……136
Q59 動脈硬化対策のために、とるべき食材は何ですか？……138
Q60 食べ方で、注意すべきことはありますか？……140

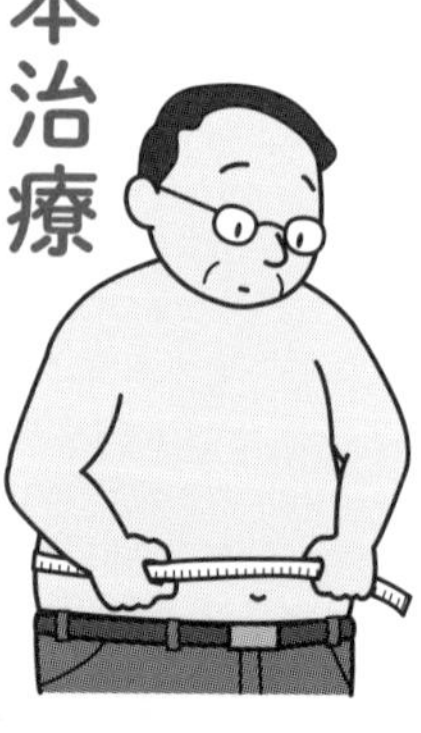

Q61 禁酒したほうがよいですか？……141
Q62 リハビリのほかに運動したほうがよいですか？……142
Q63 おすすめの運動を教えてください……144
Q64 水分は多めにとったほうがよいですか？……146
Q65 禁煙は再発予防に役立ちますか？……147
Q66 睡眠は再発予防に関係しますか？……148
Q67 発症後に生活習慣を改善しても遅いのでは……？……149
Q68 後遺症があると一人暮らしをするのは難しいですか？……150
Q69 後遺症が落ち着くまで、外出を控えたほうがよいですか？……151
Q70 退院してから気分が落ち込みやすいのですが……152
Q71 周囲の人が患者さんのうつ病に気づくポイントはありますか？……154
Q72 退院後も、受診や検査が必要ですか？……156

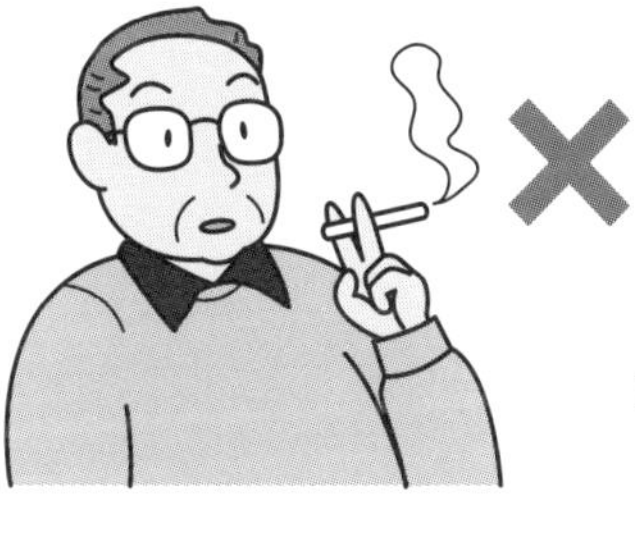

「FAST」の視点で即チェック

Face
顔の片方がゆがむ

口を左右対称に開けて「イー」と発音してもらいます。

そのとき、顔がゆがんでいないか確認。半身のマヒは顔にも同様に起こり、口角の高さが違ってきます。

Arm
片腕が上がらない

目を閉じて、両方の腕を上げて水平に伸ばします。

片方の腕が下がってくれば、そちら側にマヒがある可能性があります。

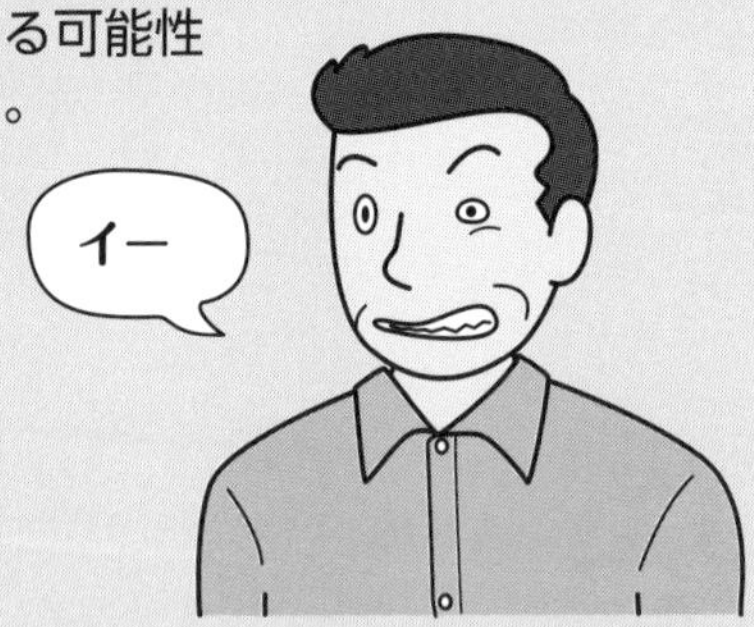

脳梗塞は、「FAST《ファスト》」でチェックできます。周囲の人だけでなく、自分でも確認できる方法です。いつもと様子が違うと感じたら、まず「FAS」を試してください。一見軽症でも状態が悪化することがあるので、ひとつでもあてはまれば、「T」の対応が必要です。

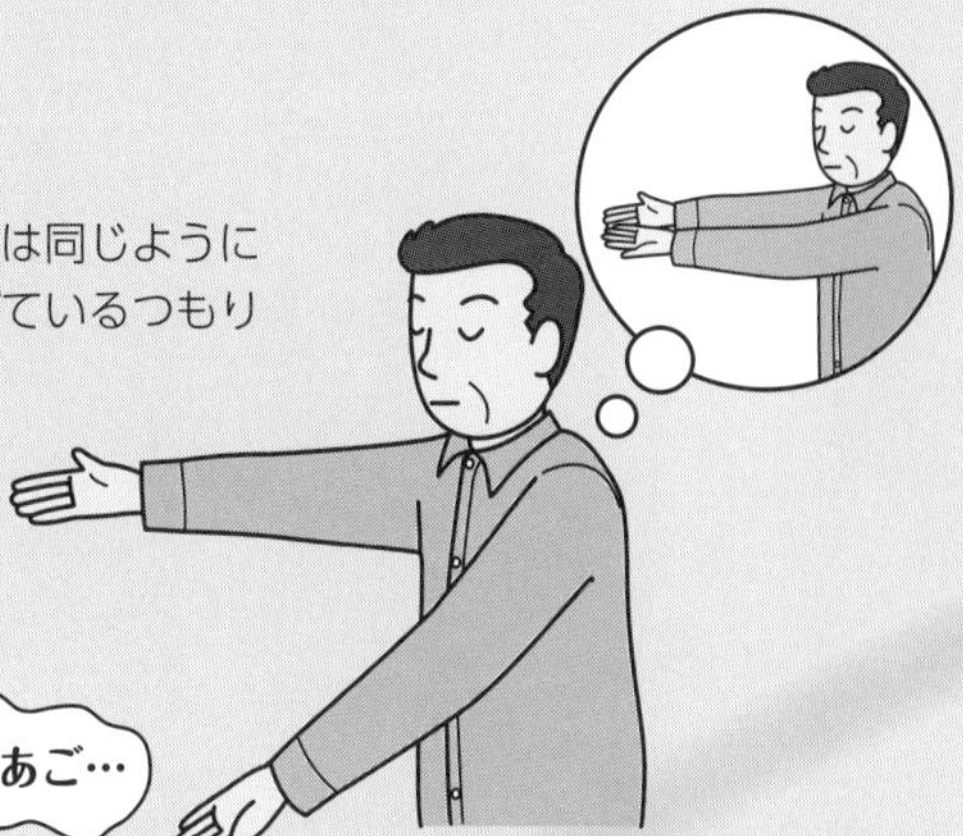
本人は同じように
上げているつもり

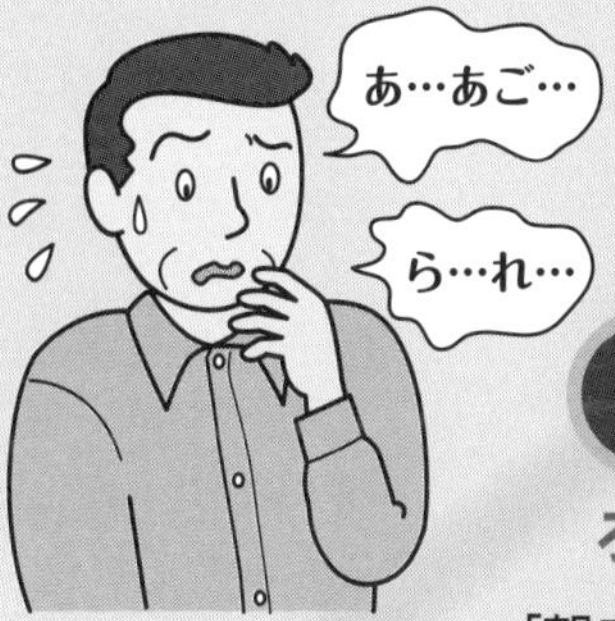
あ…あご…
ら…れ…

Speech

ろれつが回らない

「朝ごはんを食べた」「らりるれろ」など、簡単な文章を言ってもらいます。

舌がもつれたようになって話せなかったり、意味不明なことを言ったりするときは、なんらかの異常があると考えられます。

Time

一刻も早く

「FAS」のうちひとつでもあてはまるなら、脳梗塞の可能性があります。本人をすぐに寝かせて、発症時刻を確認し、迷わず救急車を呼んでください。

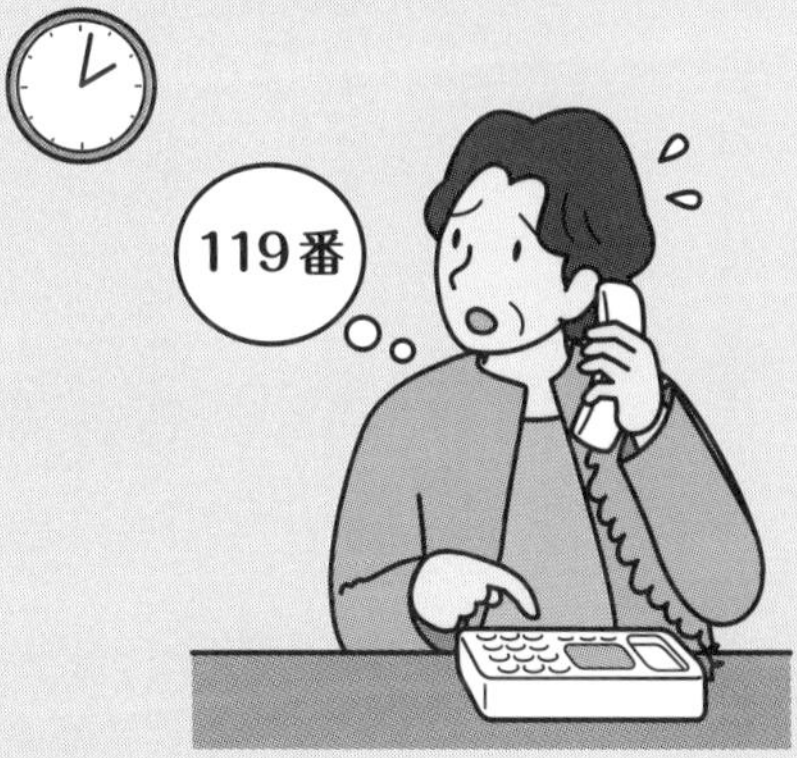
119番

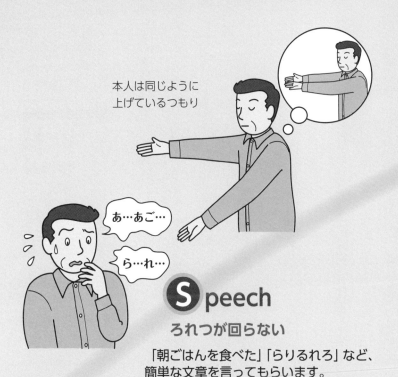

発症のサイン②

突然のこんな症状もできるだけ早く医療機関へ

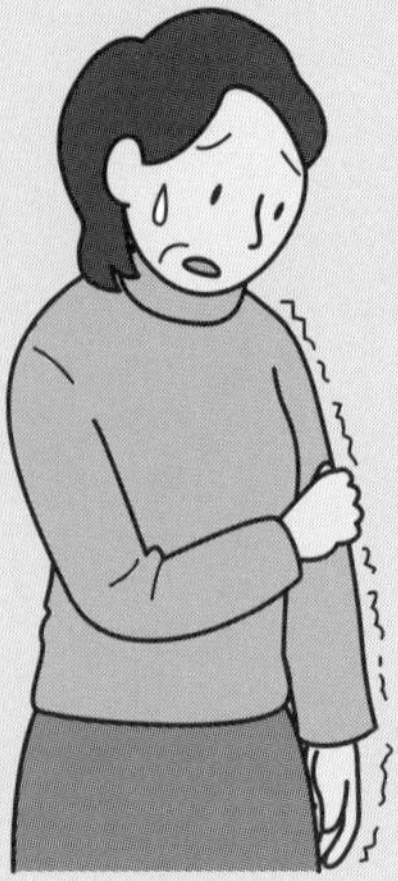

重いような感じや力が入りにくい感じがする

体の半身に力が入らない

最も多い症状です。持っていた箸を落とす、歩くときに片方の足をひきずるなど、体の左右のどちらかに力が入らなくなります。

体の半身がしびれる

体の左右のどちらかが、しびれたようになります。痛みというより、感覚がにぶくなったような感じです。

脳の病気というと、激しい頭痛におそわれて倒れる、といったイメージがあるかもしれません。ところが脳梗塞は、半身にしびれがあっても意識はしっかりしていたり、見え方が変でも話ができたりします。本人が気づく症状もありますが、本人には気づけない症状も多く、周囲の人の対応も必要です。「FAS」以外にもサインとなる症状が急に現れたら、急いで受診してください。

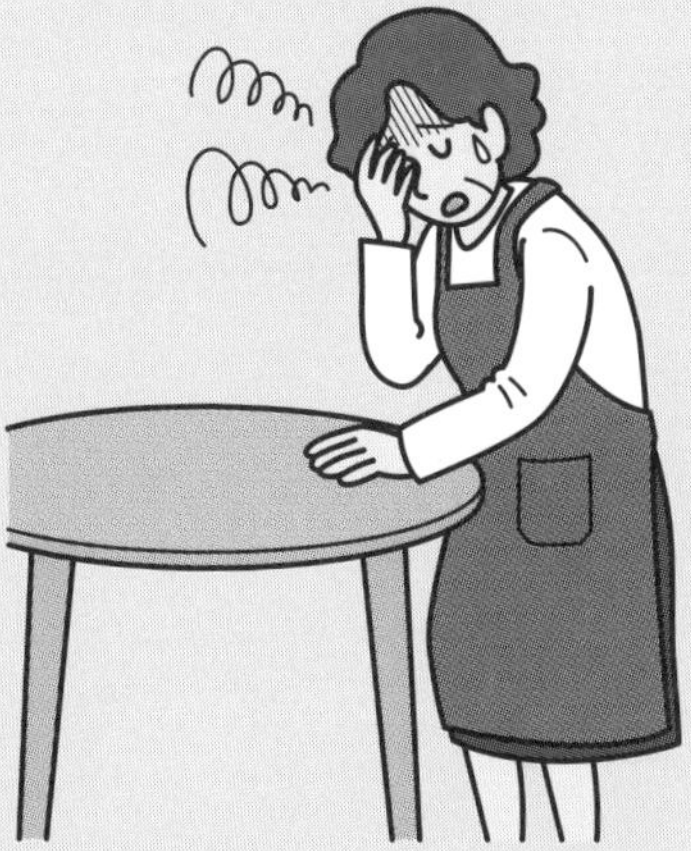

めまい、ふらつき

　バランスがとれなかったり景色が回転したり、床がゆれているような感じで、自分を支えられません。

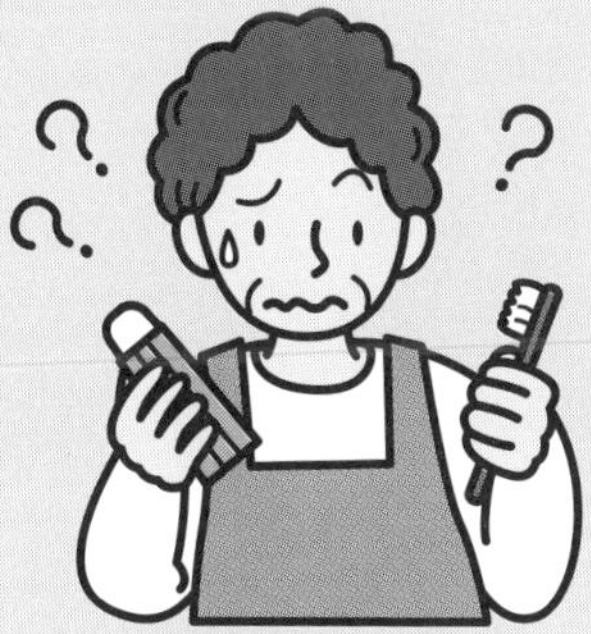

物が把握できない、ものごとのやり方がわからない

　いつも使ったり見たりしている物がなんなのか、わからなくなります。なにに使う物か、どうやって使うのかがわかりません。

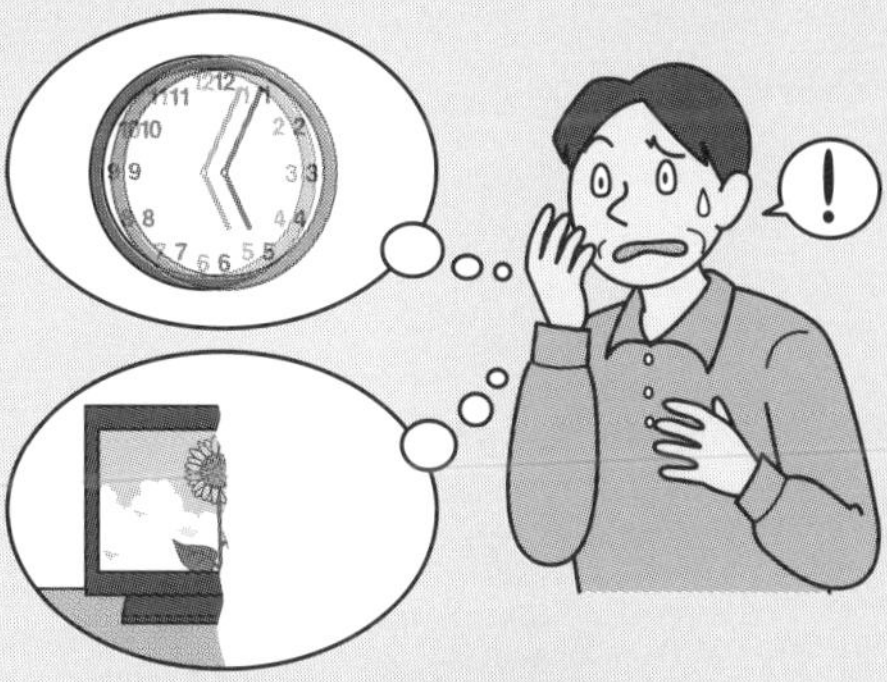

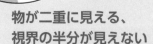

物が二重に見える、視界の半分が見えない

　突然、両目で見たとき物がダブッて見えます。片目では１つに見えます。片目でも両目でも、突然、視界の右または左半分が欠けてしまいます。

意識もうろう

意識が遠のいているようです。

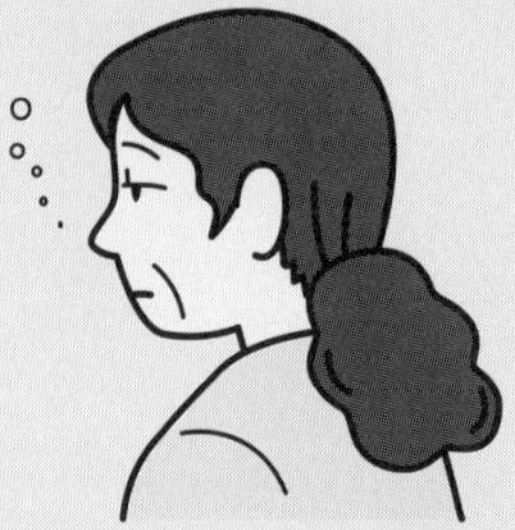

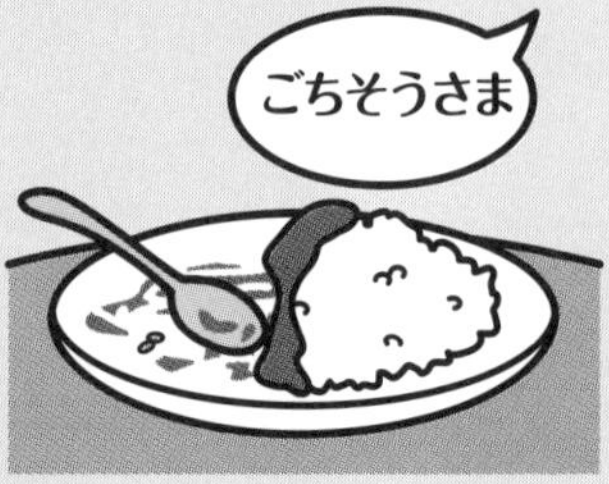

空間の半分を無視

本人は、視野空間の片側半分を把握していないことに気づいていません。

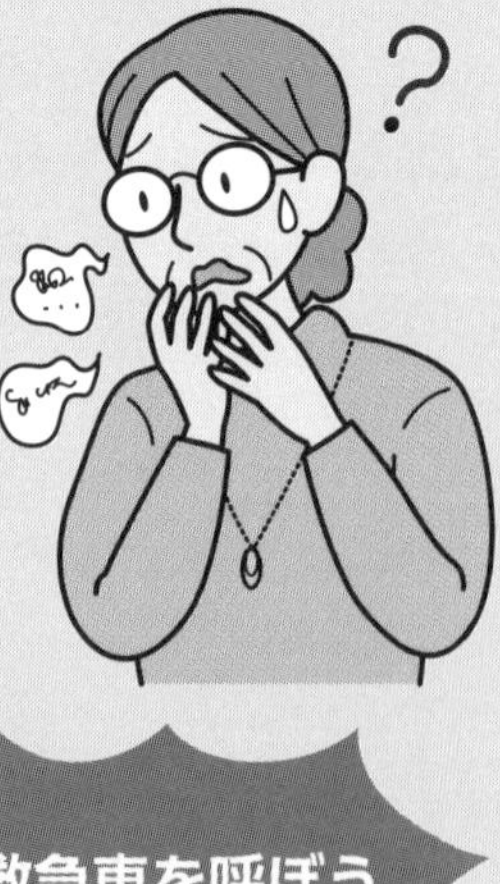

ろれつが回らない、言葉が出ない

ろれつが回らなくなったり、うまく話したりすることができません。物の名称が出てきません。あるいは、他者の言っていることの意味がわからないようです。

周囲の人も異変に気づいたら救急車を呼ぼう

1

発症したら
——4時間半以内の治療がカギ

Q1 脳梗塞には、前ぶれがありますか？

脳梗塞を起こした人の約3割が、本格的な発作の前に「前ぶれ」ともいえる症状を経験しています。症状は数分から30分程度で消えてしまいますが、重要なサインが隠されています。

多くの場合、脳梗塞の発症時は、サインとなる症状が現れます（→P10）。**代表的な症状は「片側の顔や手足のマヒ・しびれ」で、「視野の欠けや異常」などもあります。周囲の人も、おかしな歩き方やろれつが回らない様子、口の片側からよだれが垂れていても気づかない様子などから、異変に気づきます。**

こうした症状は、本格的な脳梗塞では消失しませんが、短時間のうちに消失することもあります。短時間で消失するものを「TIA《ティーアイエー》（一過性脳虚血発作《いっかせいのうきょけつほっさ》→P18）」といいます。一時的に脳の血管に血栓《けっせん》が詰まることが原因です。「何か変」「疲れたのかな」と思っているうちに回復するため、「様子見」のまま見逃されることがよくあります。

見過ごさないで

脳梗塞は、前ぶれがしばしば現れます。体の片側に異状があったら、たとえ一時的なものでも、すぐに受診してください。

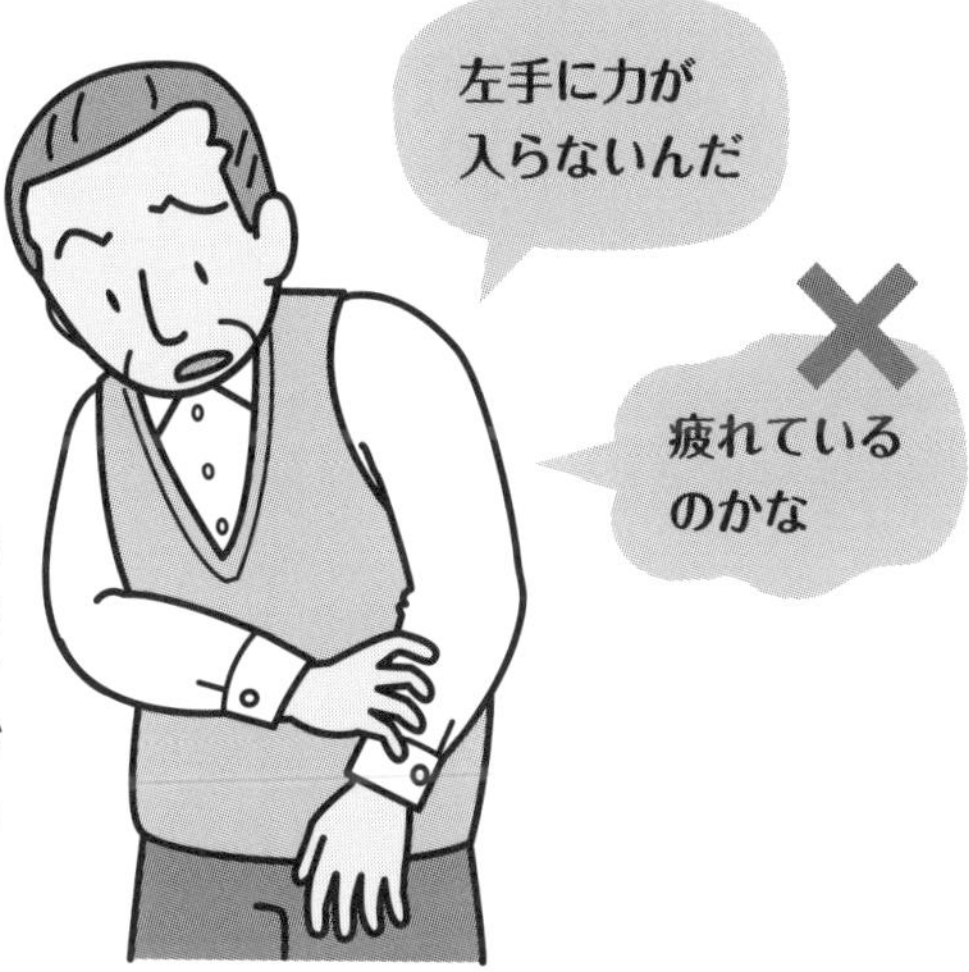

片側の手足や顔の筋肉にマヒが現れたり、力が入らなくなったりする。感覚の鈍さやしびれを感じることもある

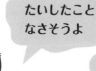

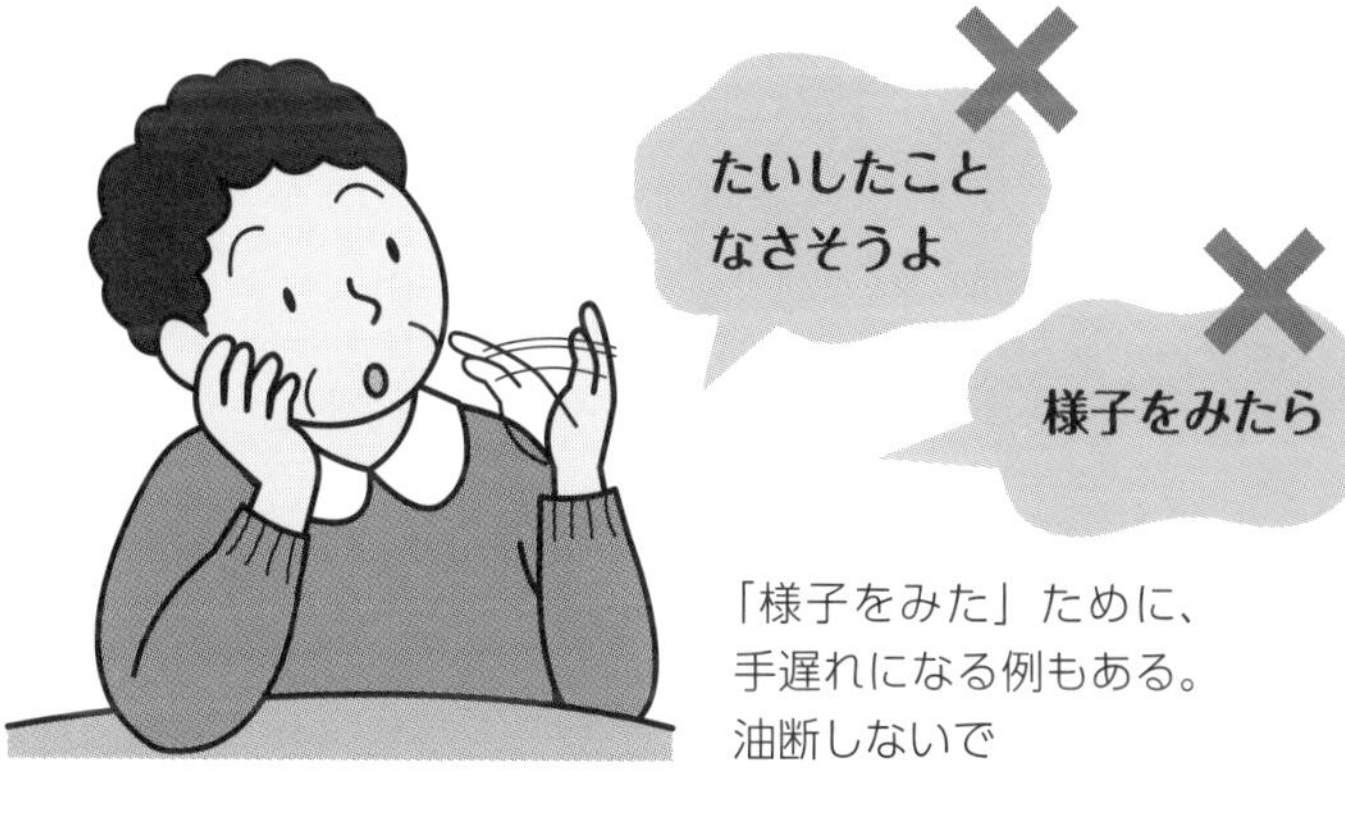

「様子をみた」ために、手遅れになる例もある。油断しないで

Q2

TIAとは何ですか？

TIA《ティーアイエー》は「一過性脳虚血発作《いっかせいのうきょけつほっさ》」といい、「脳梗塞と同様の症状で24時間以内に消失するもの」と定義されています。

脳の血管に血のかたまり（血栓《けっせん》）が詰まり、血流が途絶えると半身マヒなどの脳梗塞の症状が現れます。しかしできて間もない小さな血栓はとても柔らかいため、短時間で自然に溶けることがあります。詰まりがなくなり血流が再開すると、症状も消えてなくなります。これがＴＩＡのしくみです。

脳梗塞の症状が短時間で消えたとしても、すぐに医療機関を受診しましょう。症状がなくなっても、治療をしなければ、血栓はまたできます。再発をくり返したり、本格的な脳梗塞を起こしたりしかねません。**実はTIAは、脳梗塞の「前ぶれ」の緊急SOSであることが多く、TIAの5～10パーセントは24～48時間以内に本格的な脳梗塞を発症しています。**「今日は様子をみて、明日受診しよう」では遅いのです。

TIAが起こるしくみ

血栓には溶けやすいものがあります。いったん血栓が詰まって症状が現れても、すぐに血栓が溶ければ症状もなくなります。

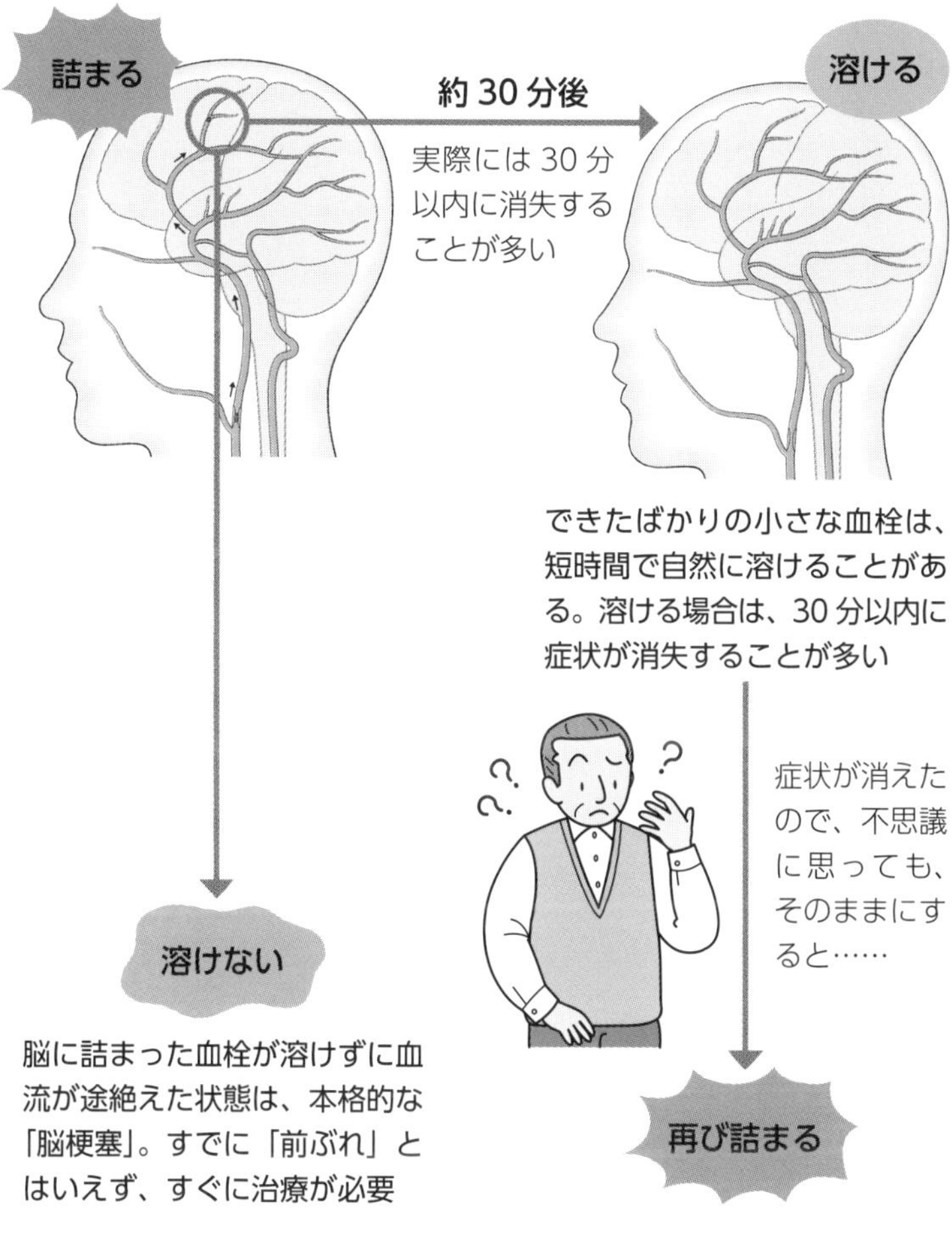
詰まる
約30分後
実際には30分以内に消失することが多い
溶ける
できたばかりの小さな血栓は、短時間で自然に溶けることがある。溶ける場合は、30分以内に症状が消失することが多い
症状が消えたので、不思議に思っても、そのままにすると……
再び詰まる
溶けない
脳に詰まった血栓が溶けずに血流が途絶えた状態は、本格的な「脳梗塞」。すでに「前ぶれ」とはいえず、すぐに治療が必要

Q3 脳梗塞が起こると、脳はどうなりますか？

脳梗塞で脳の血管に血栓《けっせん》が詰まり、その先の血流が途絶えると、脳の細胞は壊死《えし》します。壊死とは、細胞や組織の一部が死んでしまうことです。**ただ、血流が途絶えてもすぐに壊死するわけではなく、壊死は徐々に進んでいきます。**死にかけている脳組織を「ペナンブラ」、脳細胞が完全に死んでしまった部分を「梗塞」といいます。

ペナンブラは血流が回復すれば生き返り、機能を取り戻すことができます。早く治療を始めるほど、ペナンブラを多く救うことができる一方で、治療が遅れた場合は梗塞が広くなり、つねに介護の必要な寝たきり状態になることもあります。ペナンブラにまで梗塞が広がるかどうかが、今後の回復に大きく影響します。

できるだけ早期に血流を回復することで、脳細胞の壊死を食い止め、瀕死《ひんし》の状態から救える可能性が高まります。脳梗塞には早期治療で血流を回復させることが、いかに重要かがわかるでしょう。

時間との闘い

血管に血栓が詰まり血流が途絶えると、脳細胞の機能が低下し、やがて壊死します。壊死した細胞は生き返りません。

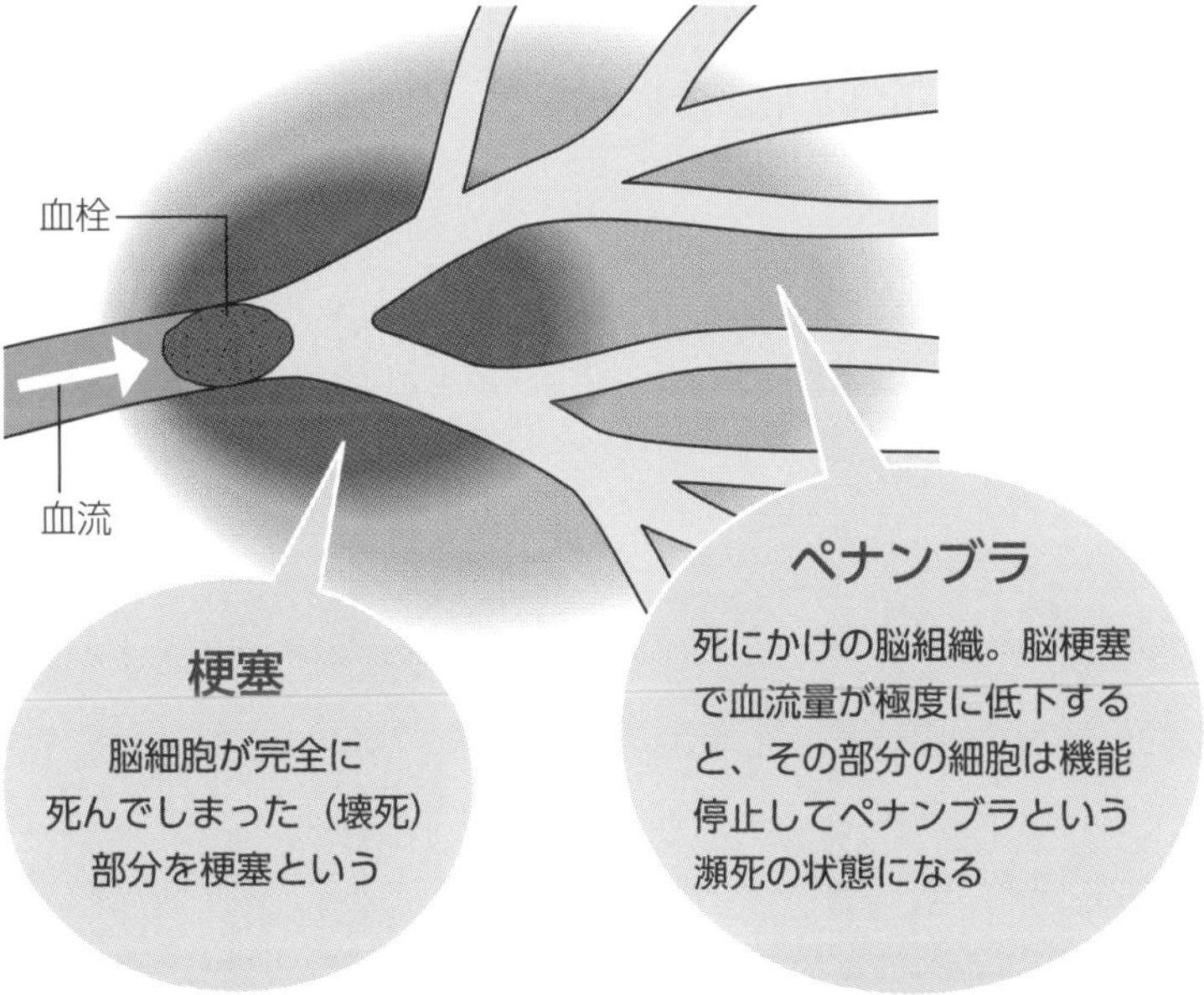
血栓
血流
梗塞
脳細胞が完全に死んでしまった（壊死）部分を梗塞という
ペナンブラ
死にかけの脳組織。脳梗塞で血流量が極度に低下すると、その部分の細胞は機能停止してペナンブラという瀕死の状態になる

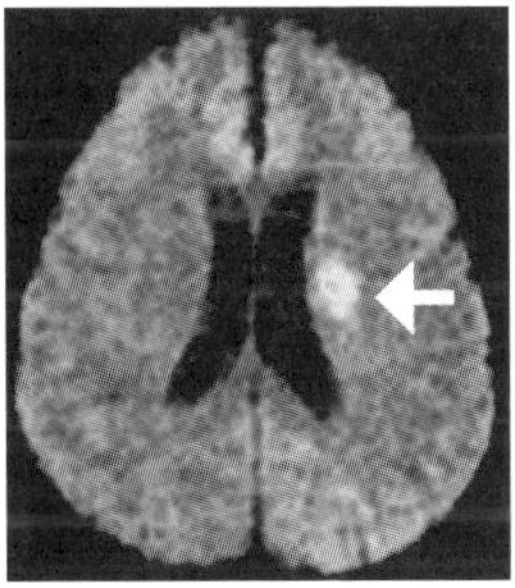

◀発症３時間後。矢印部分が梗塞を起こしている

▶梗塞の周囲に血流が低下したペナンブラが広がっている（白線の内側）

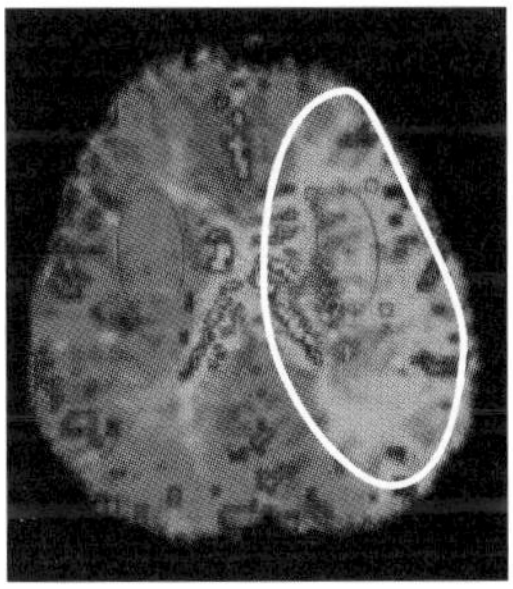

Q4 治療のタイムリミットはありますか?

理想的なのは、発症後、3時間以内に受診することです。

脳梗塞は発症後、経過した時間によって病期が分かれていて、それぞれの病期ごとに、治療の目的や方法が異なります(→P86)。発症後24時間以内を「超急性期」といいます。血流が途絶えて死にかけている脳組織(ペナンブラ)を救うには、超急性期のうちにできるだけ早く治療を受ける必要があります。

超急性期の医学的な治療法には、複数の選択肢があります。**とくに重要なのは超急性期に血栓《けっせん》を溶かす薬(→P32)で、発症後4時間半以内に投与しなければならないというタイムリミットがあります。**しかし発症後、救急車で脳梗塞の治療ができる病院へ運ばれ、検査を受け、脳梗塞と診断され、さらにいろいろな検査を受けて治療の準備ができるまで、1時間は必要です。つまり患者さんは、できれば発症から3時間以内に受診することが目標になります。

4時間半を超えても受けられる治療はほかにもありますが、早ければ早いほど、たくさんの脳細胞を救うことができます。**超急性期に適切な治療を受けて血流が回復すれば、後遺症をまったく残さず、元どおりに復活することもできます。**脳梗塞の発症に気づいたら、まずは**3時間以内の受診を目指し、ためらわずに救急車を呼んで受診**してください。

脳の病気というと「頭痛」があると思いがちだが、脳梗塞で頭痛が起こることはまれ。FAST《ファスト》(→P10)を確認したら、すぐに救急車を

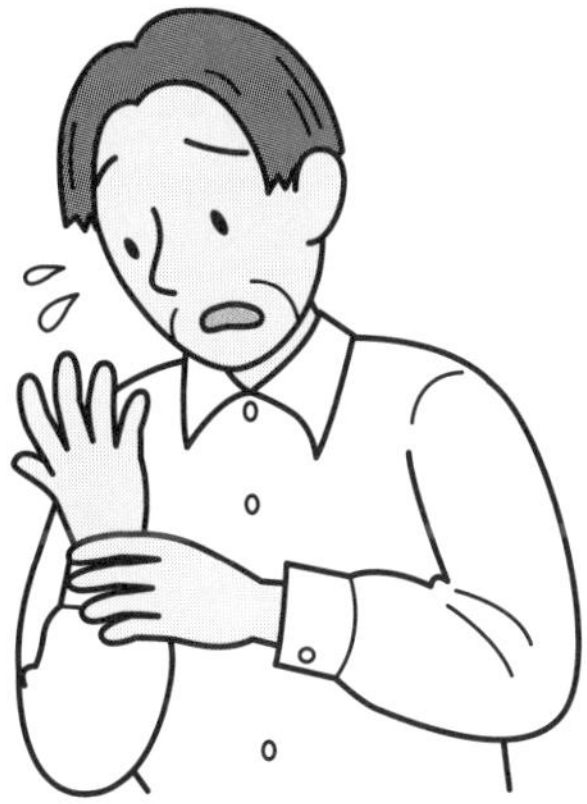

もし発症した時間がわからなくても、体調が急激に悪化するおそれがあるため、症状に気づきしだい、すぐに救急車を呼びましょう。また、近年は研究が進んで、画像検査を受けることで、発症後どれくらいの時間がたっているかが、ある程度推測できるようになりました。画像検査の結果によっては、効果的な治療が受けられる可能性があります。

Q5 周囲の人が脳梗塞を疑ったら、何をすればよいですか？

周囲の人が脳梗塞の症状に気づいたら、左記のように本人を介抱し、救急車を手配しましょう。脳梗塞は軽い症状から始まることも多く、マヒなどがあっても意識がしっかりしている場合もあります。しかし、様子をみているうちに急激に悪化することが多いため、倒れて意識不明になっていなくても急を要します。

119番に電話すると救急か消防かを聞かれるので救急と伝え、「患者の待つ場所」「患者の年齢・性別」「意識や呼吸、脈の状態など」の基本情報と、「いつ」「どこで」「なにをしているときに」「どのような発作を起こしたのか」を手短に伝えます。家人の留守中に倒れ、脳梗塞の正確な発症時間がわからない場合は、**最後に見かけた元気な時間の直後を発症時間と仮定します。**その最終の確認時間を伝えます。

携帯電話から救急車を要請した場合、救急隊からいつ連絡が入ってもいいように、携帯電話の電源を入れた状態で、電波の入るところにいてください。

横に寝かせて119番

救急隊員が到着するまで、患者さんは静かに寝かせます。座っていて意識があっても、症状が現れていたら寝かせましょう。

換気のよいところに

室内の場合は、換気のよい室温20度程度の場所で、照明はやや暗めにしておく

衣服をゆるめる

ネクタイやベルト、腕時計など、体を締めつけるものはゆるめ、メガネや入れ歯も外しておく

安全な所へ移す

戸外で具合が悪くなった場合、患者さんは車の往来のない安全な場所で、風通しのよい日陰に寝かせる

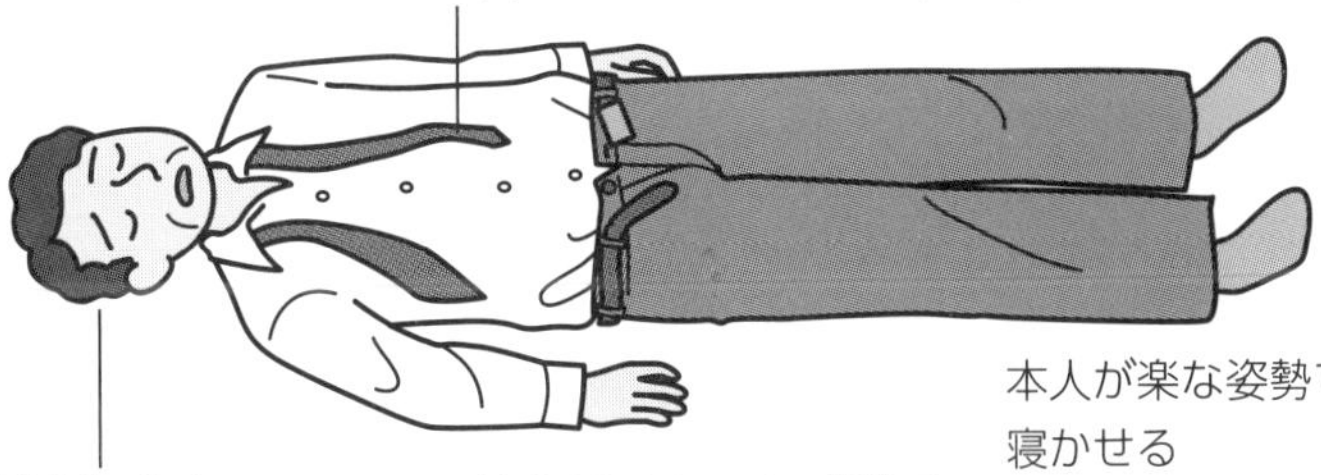

本人が楽な姿勢で寝かせる

枕はしない 頭の下に枕を置くと、あごが下がって気道を塞ぐおそれがある。呼吸が苦しそうな場合、肩の下にタオルや座布団などを入れて

吐き気を訴える場合は横向きに

マヒがみられる場合は、マヒのある側を上にして寝かせる

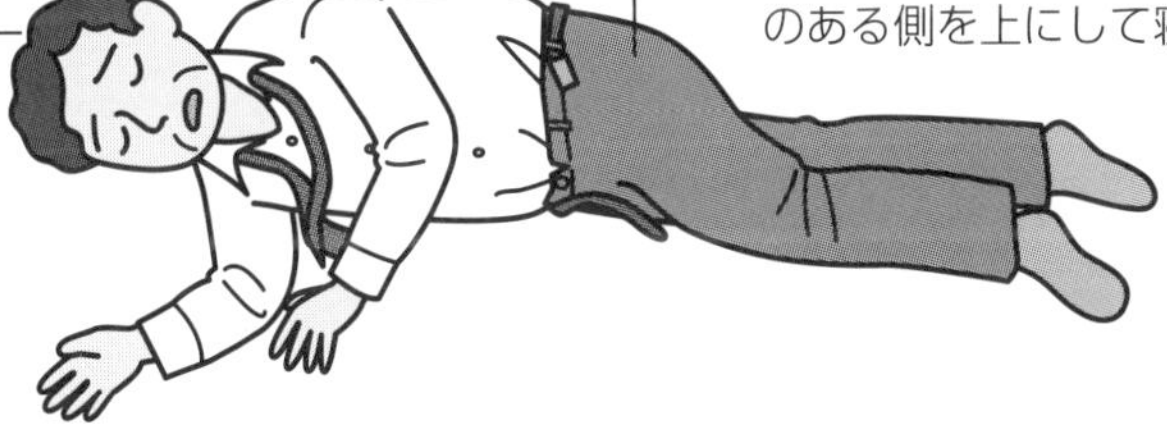

Q6 発症時、移動しても大丈夫ですか？

脳梗塞の発症が疑われるときは、立ったり歩いたりしてはいけません。 脳への血流が低下し、症状が悪化するおそれがあるためです。**座っていて意識があっても、症状があるならすぐに横になりましょう。** 横になれるところが近くになくても、自力で移動するのはできるだけ避けます。道路や横断歩道で発症した場合は、歩道など安全な場所に移動してすぐに横になります。

倒れたときはもちろん、「おかしい」と思った段階で、まずは周囲の人に助けを求めることも重要です。自分で119番に電話をするのが難しければ、周囲の人に救急車を呼んでもらいましょう。

周囲の人が患者さんを室内で移動させるときは、布団などに横たわらせて布団ごと移動させます。25ページのような場所や、救急隊が応急処置したり救急車に運んだりしやすい場所が理想的です。

Q7 どのように対応されますか？ 救命救急では

救命救急処置

まず意識レベルを見ます。意識がない場合は、救急処置が優先です。

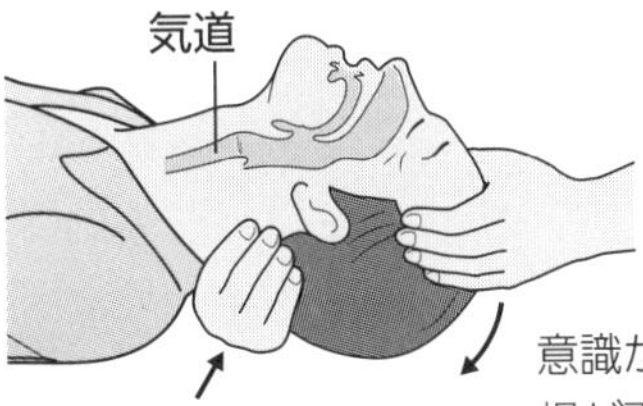

意識がないと、舌の付け根が下がって、気道をふさぐことも。まず気道を確保する処置がなされる

脳梗塞と脳出血（↓P82）は、発症時の症状が似ているものの治療法は異なります。生命を守る治療とともに、できるだけ早く正確な診断を受ける必要があります。

医療機関に到着すると、まず上記のような**「救命救急処置」**がとられます。意識を失うと、呼吸が止まったり血圧が急激に下がったりして、命に危険が及ぶ可能性があるためです。到着時は意識があっても、急に状態が悪化することもあります。**医師が呼吸や血圧などの状態、体温などを調べ、**

生命に危険が及ばないように管理します。

次に問診と診察、検査を受け、医師は原因がどこにあるか、脳であれば脳卒中かどうかといった見当をつけます。問診では既往症や生活習慣など、ヒントになる情報がたずねられます。本人に意識がなければ、付き添いの人がわかる範囲で答えます。聞かれるのは、主に次のようなことです。

- **いつ、なにをしていたか**
- **以前にもあったか**
- **持病や服用中の薬はあるか**
- **喫煙・飲酒の習慣はあるか**

診察では、発語、マヒの有無や部位、目の動きや表情などをみて、脳や神経の状態を調べます。ほかにも、聴診器で首の血管（頸動脈《けいどうみゃく》）の雑音の有無を調べます。これらは神経学的検査といいます。ほかにも次のような基本的な検査がおこなわれます。

- **心臓と血圧のチェック**……血圧と脈拍の測定、心電図などを調べる
- **血液検査**……血糖、血中脂質、肝・腎機能、血液の固まりやすさなどを調べる
- **超音波検査**……心臓と首の血管を調べる。脳梗塞の場合は、血流の変化から病変

の位置を推測できる
　診察などから脳に原因がありそうだと推測されたら、脳の画像検査をおこないます。**CTやMRIが基本**で、MRIはとくに拡散強調という撮影方法が発症直後の診断に有用です。脳動脈の閉塞の有無をMRI装置で撮影するMRAなどもあります。
　画像検査から、脳出血、脳梗塞、くも膜下出血のどれかが確定されます。脳梗塞なら、さらに梗塞（脳細胞が死んだ部分）の位置や大きさをもとにタイプ分け（↓P44）されます。

▼脳の画像検査

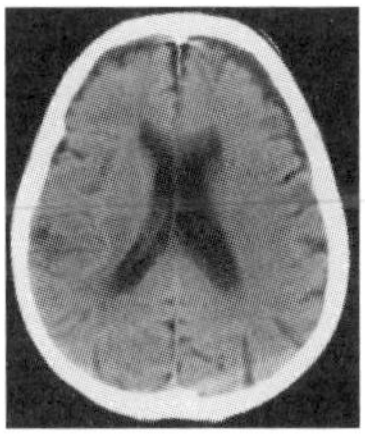

CT 脳出血は発症直後から100％確定診断できる。脳卒中が疑われるのにCT画像では異常がない場合、脳梗塞の可能性が高いと判断される

発症から3時間後。とくに異変が写っていないので脳梗塞の可能性が高い

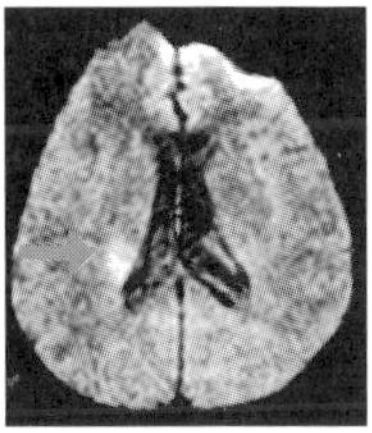

拡散強調MRI
通常のMRIでは脳梗塞がすぐには確認できない。拡散強調という方法なら病巣を早く描出できる

発症1時間後。矢印の白く写し出されている部分に梗塞が起きている

MRA
脳血管だけを鮮明に写し出せる検査。梗塞の原因となっている微細な血管の病変が確認できる

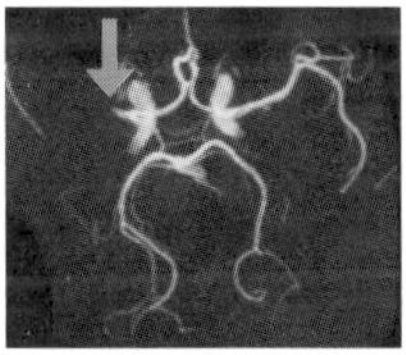

矢印の先の血管が写っていないのは、そこから血流が途絶えているため

Q8 血栓溶解療法とは、どのような治療法ですか？

「血栓《けっせん》溶解療法」は、脳梗塞発症後、薬で血管内に詰まった血栓を溶かす治療法です。血流が即刻回復するため、高い治療効果が見込まれます。後遺症がほとんど残らないレベルまで回復する人は、従来の治療法では2割程度でしたが、血栓溶解療法では3～4割になると報告されています。

ただし、**治療にはいくつかの条件があります。**とくに重要なのは次の2点です。

- **発症した時間が明らかであること**
- **発症から確実に4時間半以内であること**

タイムリミットが厳密に決められているのは、それ以上たつと薬を使っても効果はなく、逆に危険な合併症が増えることがわかっているためです。

朝起きたときにすでに脳梗塞の症状があった場合は就寝時間を、家人の留守中に倒れて発見された場合は最後に見かけた時間を発症した時間とするため、原則的に対象

▼なぜ早急な治療が必要なのか

脳梗塞は発症から４時間半以上たつと、詰まった先の血管が壊死《えし》する。薬を投与して血栓がなくなると、壊死してもろくなった血管から出血するおそれがある。

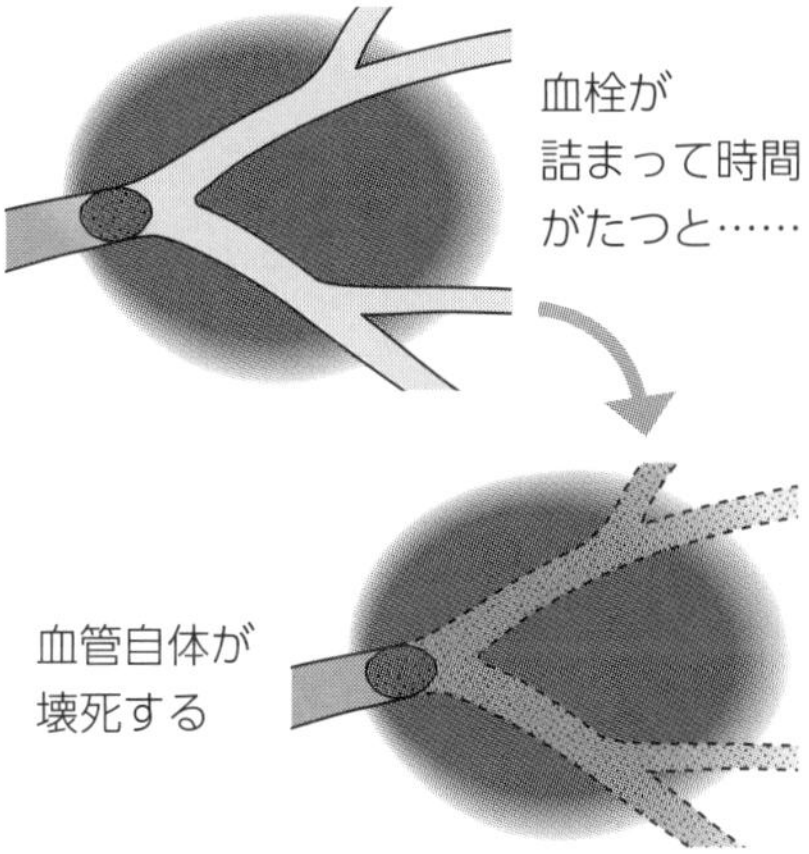
血栓が詰まって時間がたつと……
血管自体が壊死する

外となります。しかし近年、検査技術の進歩などによって、画像検査で発症時間をある程度推定できるようになり、**発症時間が不明な人たちも血栓溶解療法が受けられる可能性が広がっています。**

時間的な条件を満たしていても、薬の合併症の危険性が高いと医師に判断されると、別の治療法になることがあります。まず、脳出血を起こしたことがある人や梗塞の範囲が広い人、1ヵ月以内に脳梗塞を起こしたばかりの人などは受けられません。ほかにも、81歳以上の人や以前脳梗塞を起こして抗血栓療法（→P92）を続けている人などは、薬が使えるかどうかを慎重に判断されます。

Q9

t－PAとは何ですか？

一般に「t－PA《ティーピーエー》（rt－PA《アールティーピーエー》）」と呼ばれるのは、血栓《けっせん》溶解療法で主に使われているアルテプラーゼという薬です。脳梗塞のタイプ（→P44）にかかわらず使用することができ、心臓の血管が詰まる「心筋梗塞《しんきんこうそく》」のときにも使われています。血栓を溶かす効果が非常に高く、投与が早ければ早いほど効果が期待できます。

t－PAを投与するには、発症後4時間半以内などの条件があり（→P30）、ほかにも左ページのように、患者さんや医療機関の条件を検討します。条件を満たした場合に点滴で投与されます。以前はt－PAを投与できる医療機関が限られていましたが、現在は脳卒中を治療するほとんどの医療機関で投与できるようになりました。

血栓溶解療法ではt－PAのほかに、ウロキナーゼという薬も発症後6時間まで使えます。しかし、t－PAが広く使われるようになったため、近年はあまり使われません。

薬の投与方法

t-PAは点滴で投与されます。投与には条件があり、だれにでも使えるわけではありません。

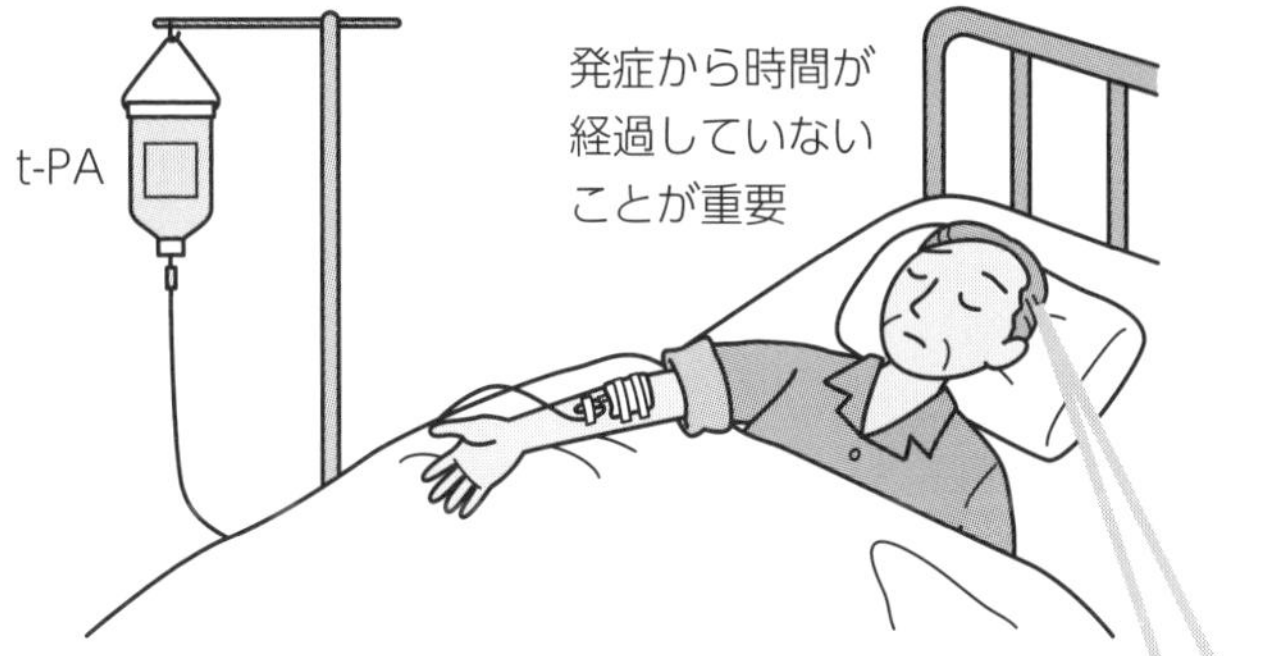
t-PA
発症から時間が
経過していない
ことが重要

▼慎重に判断される患者さん

- 脳出血・脳梗塞を経験したことがある
- 梗塞の範囲が広い
- 出血しやすい体質や病気がある
- 最近、脳以外で大きな手術を受けた
- 血圧管理ができていない

▼医療機関の主な条件

- 画像検査に必要な機器がそろっており、迅速に血液検査の結果が得られる態勢が整っている
- 正確な診断が下せると同時に、治療経験のある専門医がいる

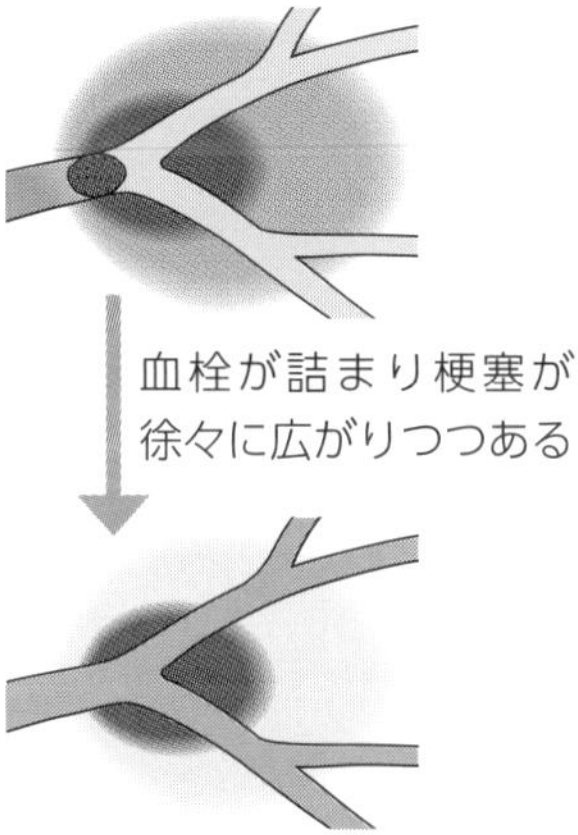
血栓が詰まり梗塞が
徐々に広がりつつある

早期に治療できれば血栓が溶けてなくなり、血流が回復する。ペナンブラ（→P20）も機能が回復する

Q10 カテーテル治療が受けられる条件はありますか？

カテーテル治療は「血栓《けっせん》回収療法」といいます。**血管内にカテーテルと専用の治療器具を挿入し、血栓そのものを血管内から取り除く方法**で、脳梗塞の新しい治療法として注目されています。治療は、原則的に局所麻酔で受けます。

t《ティー》‐PA《ピーエー》（rt《アールティー》‐PA→P32）が使えるのは発症後4時間半以内という条件がありますが、**血栓回収療法は一般的には発症後8時間まで可能**で、画像検査の結果によっては、発症から24時間以内の人も受けられる場合があります。日本では2010年に保険適用されていますが、世界的には2015年以降急速に普及しました。

主な対象は、t‐PAが使えない患者さんや、t‐PAを使っても血流が改善しなかった患者さんです。通常、太い動脈が詰まるタイプの脳梗塞では、t‐PAのあとに血栓回収療法を追加します。この場合、t‐PAの投与後、できるだけ早く血栓回収療法を受けます。

血栓回収療法は、直径2ミリ以下という細い血管には使えません。また、医療機関側にも条件があり、どこの医療機関でも受けられる治療法ではありません。最初に受診した医療機関で血栓回収療法が受けられない場合は、最初の医療機関でt‐PAを受け、その後血栓回収療法の可能な別の医療機関へ救急車で移動します。

血栓回収療法の対象となる人

血栓回収療法は、t-PA の次に優先される治療法です。対象となる人は、できるだけ早く治療を受けます。

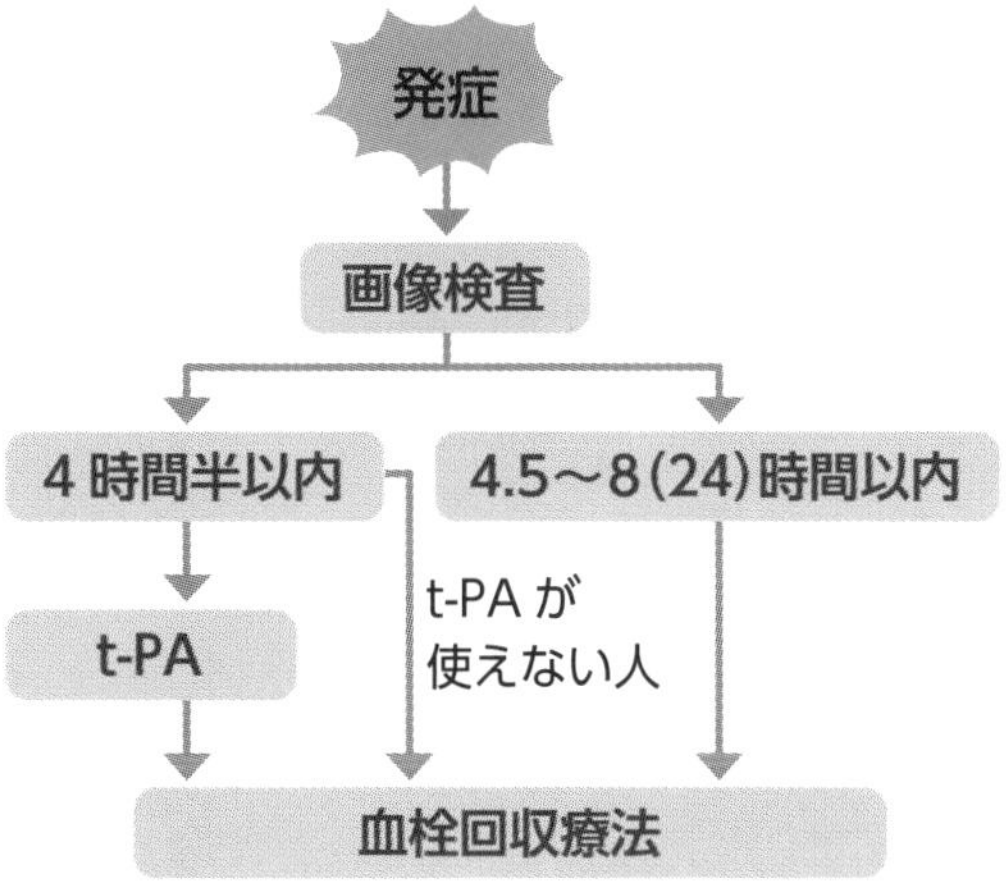

▼対象にならない人の例

- 脳出血を起こす可能性が高い人
- 細い動脈が詰まった人
- 脳梗塞の症状が重い人

血液検査の結果から、出血しやすいと判断されると、治療が受けられないことも

▼医療機関の主な条件

- 血液検査や画像検査が迅速に受けられる
- 血栓回収療法の治療経験が豊富な専門医がいる

Q11 血栓回収療法には、どのような方法がありますか?

血栓《けっせん》回収療法は、脚の付け根の太い動脈からカテーテルを挿入しておこなわれます。エックス線で見ながら血栓で詰まった動脈までカテーテルを送り込み、専用の器具で血栓を取り除きます。**さまざまな器具が開発され保険適用になっていますが、主に血栓を回収する方法と吸引する方法に分けられます。**

● **血栓を回収する方法**　「ステントリトリーバー（ステント型血栓除去デバイス）」という器具を使います。ステントリトリーバーは金属でできた網目状の筒です。閉じた状態のステントリトリーバーをカテーテルで血栓まで送り込み、血栓のあるところで広げます。ワインのコルクを抜くように、**網状の筒で血栓をからめとって、カテーテルで回収**します。

以前はコイルの形をしたものが使われていましたが、ステントの形になったことで安全性や治療効果がアップしました。

血栓回収療法で使われる器具

血栓を回収する方法

筒を閉じた状態で血栓に差し込む。ステントを広げると血栓が押しつぶされ、血流が再開する。そのまま網で血栓をからめとり、回収する

ステントリトリーバーの例

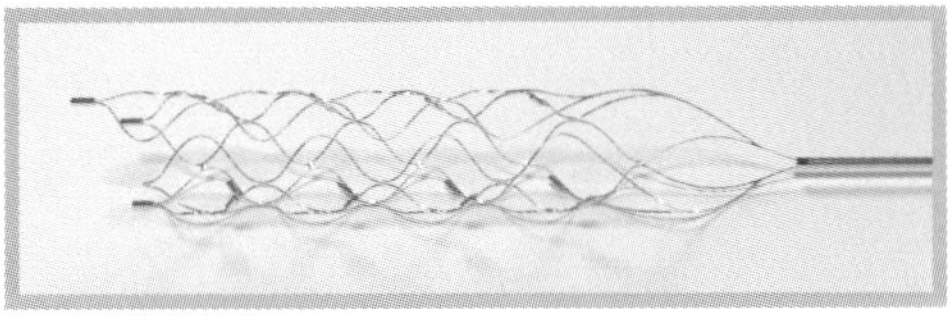

Solitaire（ソリティア）FRという器具を開いたところ

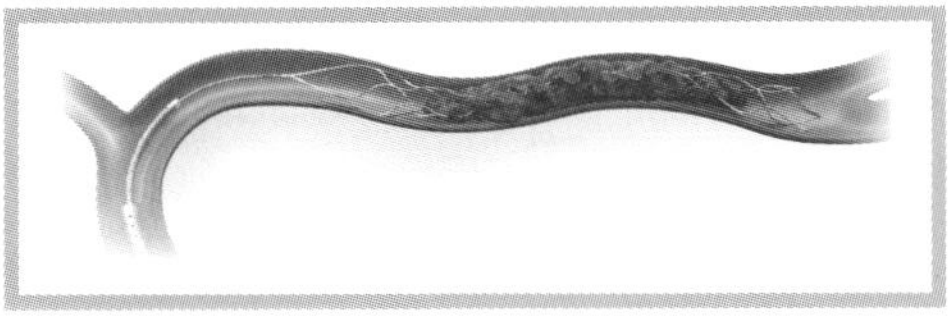

Trevo NXT（トレボネクスト）という器具が血栓をからめとっているところ

血栓を吸引する方法

専用のカテーテルで、血栓を吸引する

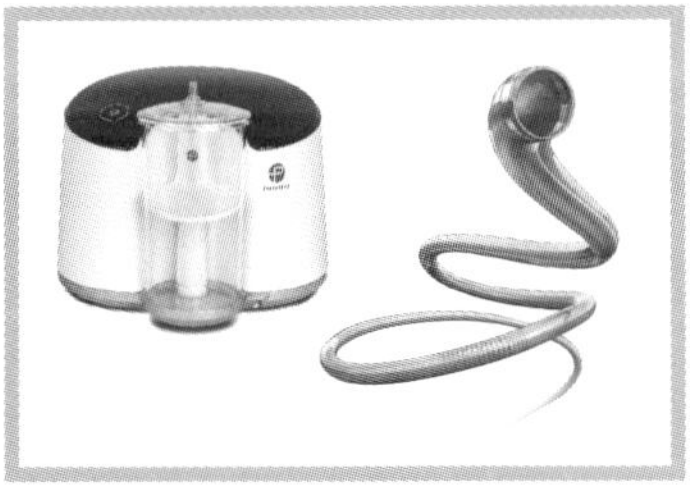

Penumbra（ペナンブラ）システムという。主にカテーテルと吸引ポンプで構成される

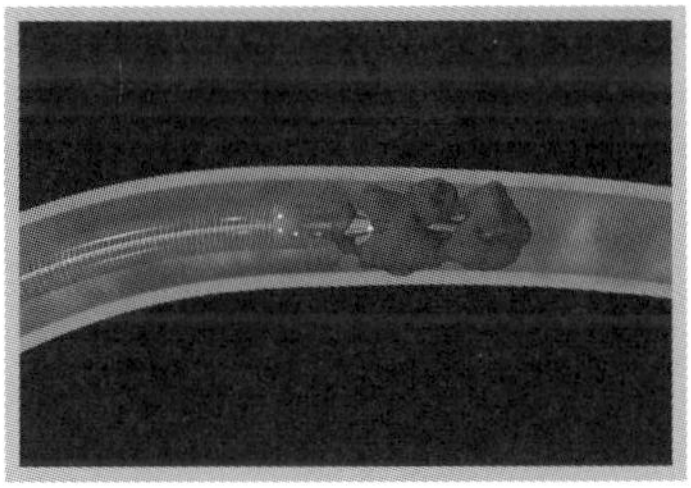

カテーテルの先端から血栓を吸引し、カテーテル内で血栓を砕く

写真提供：日本メドトロニック株式会社、日本ストライカー株式会社、株式会社　メディコスヒラタ

血栓回収療法の進め方

血栓回収療法の器具は、直径 1mm 以下の非常に細いカテーテルで送り込まれます。合併症も起こりうるため高度な技術が必要で、治療可能な医療機関が限られます。

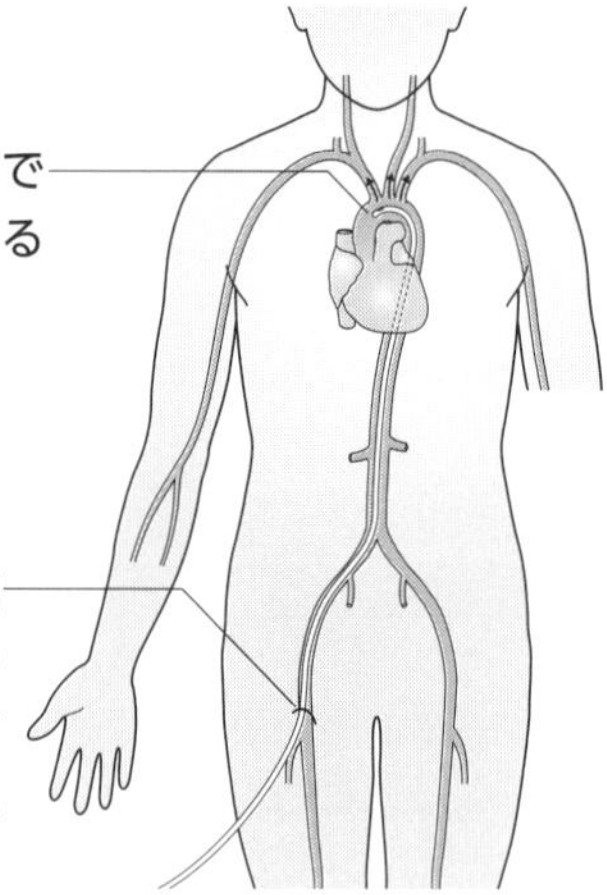

2
血栓のある動脈まで送り込んで治療する
1
器具を装着した細いマイクロカテーテルを、脚の付け根の動脈から挿入する
▼主な合併症
● 血管に穴が開く、内側を傷つける
● 脳梗塞の悪化や脳出血を起こす
● 感染症を起こす
カテーテルの通り道となる血管を傷つける可能性や、脳出血を起こす可能性がある

● **血栓を吸引する方法**　「血栓吸引カテーテル」という器具を使います。カテーテルで**器具を血栓に挿入し、血栓を吸引してカテーテル内に回収**します。柔らかい血栓も回収できるため、血栓の回収効率がよいといわれています。

　回収する方法と吸引する方法は、どちらも信頼されている治療法で、治療効果は同程度とされています。どちらがおこなわれるかは、患者さんの状態に応じて医師が判断します。

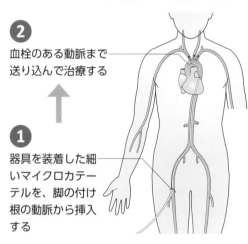

Q12 救急車を呼ぶか迷ったら、どうしたらよいですか？

脳梗塞の発症直後（超急性期）に有効な血栓《けっせん》溶解療法は、発症後４時間半以内でなければ受けられない治療法です。しかし、脳梗塞の発症後４時間半以内に受診できた人は約４割、血栓溶解療法を受けられたのは１割程度にとどまっているのが現状です＊。

脳卒中（脳出血、くも膜下出血、脳梗塞）のなかでも、くも膜下出血や脳出血の人は８～９割が救急車で受診していますが、脳梗塞では救急車で受診した人は５割程度にすぎません＊。一体どうしてこのようなことが起こるのでしょうか。

脳梗塞は発作が起こっても、頭痛のような目立った症状がないこともよくあるので、知識不足で脳梗塞だと気づかなかったり、しばらく様子をみたりする人が多いのです。**もし救急車を呼ぶか判断に迷う場合は、次の手順で救急相談センターに相談してください。**救急相談センターでは、各自治体が24時間年中無休で対応しています。

＊国循脳卒中データバンク2021編集委員会『脳卒中データバンク2021』中山書店

❶ **電話番号「#7119」にかけ、「救急電話相談」と伝える**

❷ **医師や看護師などが電話口に出るので、症状や状況を話す**

❸ **医師や看護師などに緊急性が高いと判断されるとそのまま救急車を手配され、緊急性が低いと判断されたら受診できる医療機関を案内してくれる**

ただし、実施していない自治体があったり、「#7119」以外の電話番号で受け付けたりしていることもあります。一度調べておくことをおすすめします。

脳梗塞でなくても、脳の病気かもしれない、という見当がつくでしょう。脳卒中は、いずれも命にかかわり、早期治療が予後にも大きく影響する病気です。**10～14ページのような症状があったら、迷わず119番に通報し、脳卒中の専門病院への救急搬送を要請しましょう。**「ん?」と思った瞬間は、すでに緊急事態の始まりです。

2

原因としくみ
——脳の血管が詰まり血流が途絶える

Q13 脳卒中と脳梗塞の違いは何ですか？

脳の血管が詰まったり破れたりする病気を総称して、「脳卒中」といいます。脳卒中にはいくつかの病気があり、脳梗塞はそのひとつです。

脳卒中は、血管が破れる出血性脳卒中（くも膜下出血、脳出血）と、血管が詰まり血流不足になる虚血性《きょけつせい》脳卒中（脳梗塞）に分けられます。かつては脳卒中のほとんどが脳出血で、脳卒中というと脳出血とほぼイコールでしたが、近年は脳卒中の7割以上が脳梗塞です。

くも膜下出血や脳出血が起こると、出血した血液が「血腫《けっしゅ》」という血のかたまりとなり、周囲の脳細胞を圧迫して大きなダメージを与えます。一方脳梗塞が起こると、血管が詰まった部分から先の血流が途絶えて、脳細胞が死んでしまいます。脳梗塞を発症して、ほぼ完全に治る人もいますが、マヒなどの後遺症が残る人が多く、寝たきりになったり死亡したりする率もけっして低くありません。

脳卒中の主な分類

脳卒中は、脳の血管が破れるものと詰まるものに分けられます。どれも、運動・言語・感覚などの機能障害や後遺症が残る可能性があります。

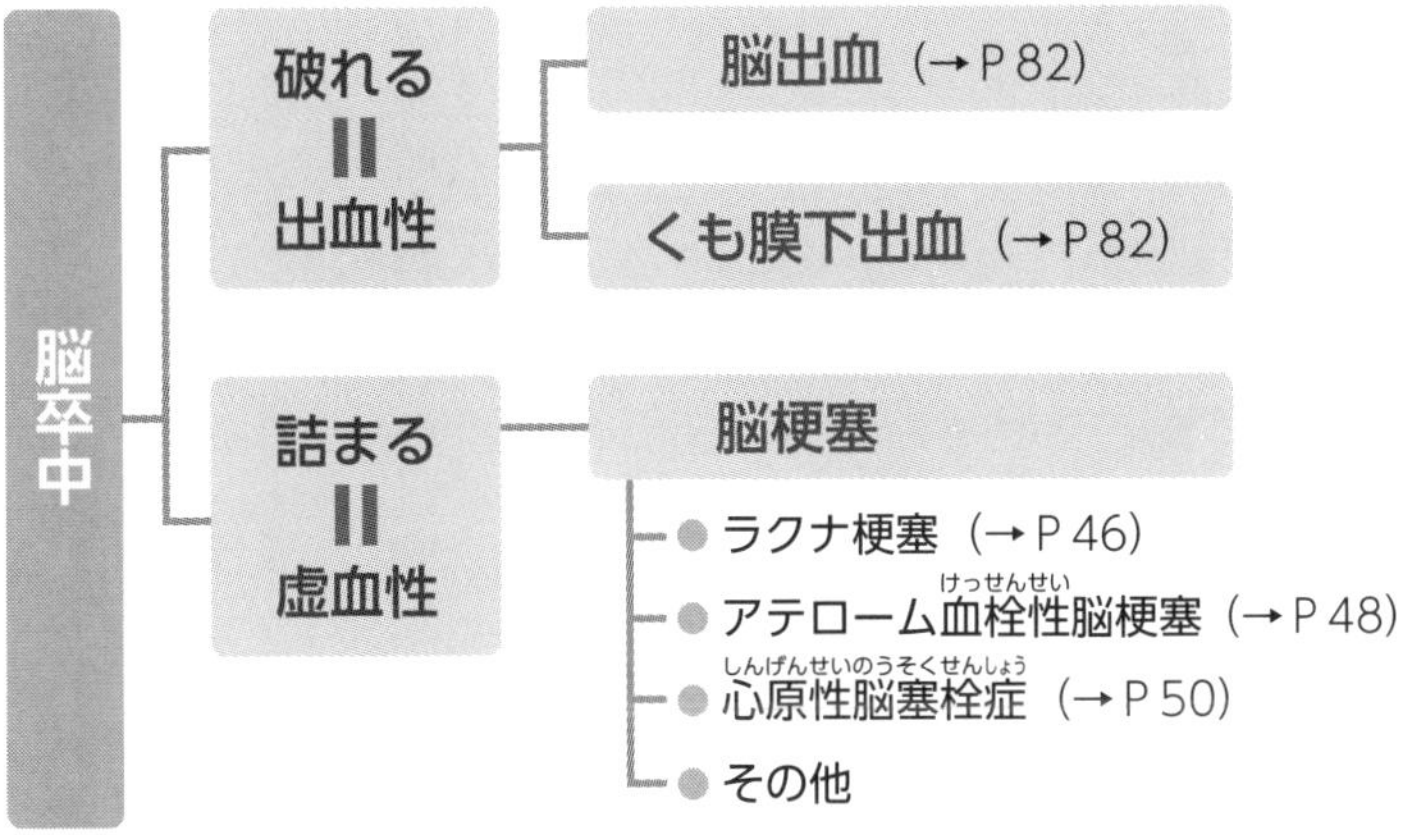
脳卒中
破れる
＝
出血性
脳出血（→P 82）
くも膜下出血（→P 82）
詰まる
＝
虚血性
脳梗塞
ラクナ梗塞（→P 46）
アテローム血栓性《けっせんせい》脳梗塞（→P 48）
心原性脳塞栓症《しんげんせいのうそくせんしょう》（→P 50）
その他

▼脳梗塞の後遺症の割合

発症後は程度の差はあれ、何らかの後遺症を残す人が多い

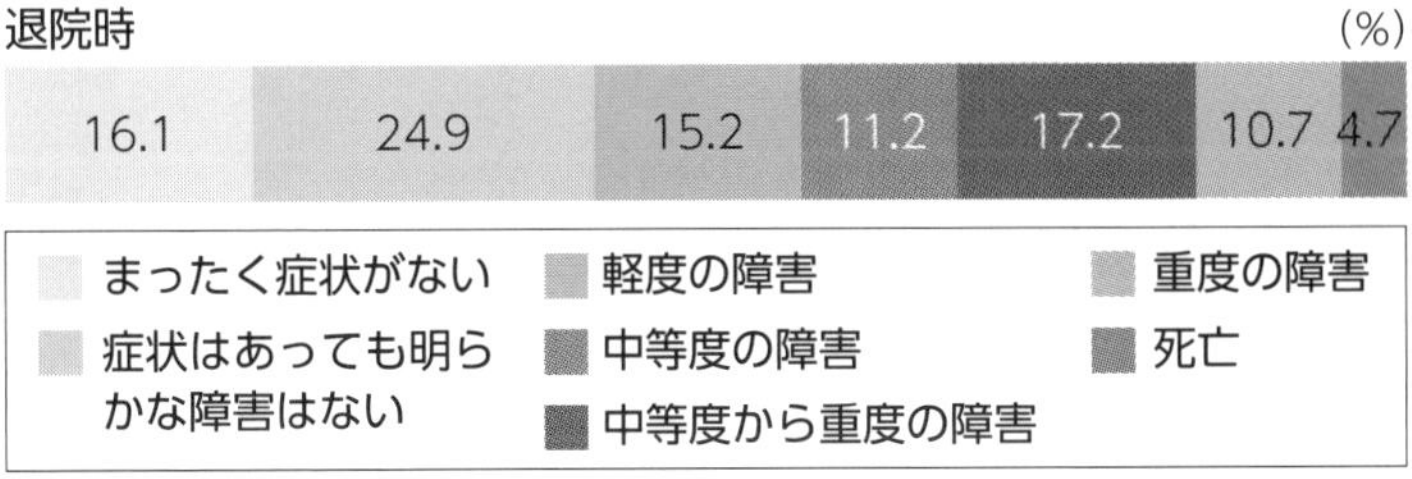
退院時
(%)
16.1
24.9
15.2
11.2
17.2
10.7
4.7
まったく症状がない
症状はあっても明らかな障害はない
軽度の障害
中等度の障害
中等度から重度の障害
重度の障害
死亡

（国循脳卒中データバンク2021編集委員会『脳卒中データバンク2021』中山書店）

Q14 脳梗塞には、どのようなタイプがありますか？

脳梗塞は、どんな血管が詰まるか、なぜ詰まったかによって3つに分けられます。

1つ目は「**ラクナ梗塞**」で、細い血管に起きた動脈硬化が原因となるタイプです。脳の太い血管から枝分かれした直径1ミリ以下の細い動脈を穿通《せんつう》動脈といい、それが詰まって起こります。一般的に、脳の奥深くにできる直径1・5センチ未満の小さな梗塞はラクナ梗塞と診断されます。

2つ目の「**アテローム血栓性《けっせんせい》脳梗塞**」は、心臓から脳に血液を運ぶ太い内頸《ないけい》動脈など、頭蓋内の太い動脈の動脈硬化が原因で起こります。

最後は「**心原性脳塞栓症《しんげんせいのうそくせんしょう》**」です。心臓の病気が原因で心臓内に血栓ができ、血栓が血流にのって脳の動脈を詰まらせるタイプです。血栓は大きく固まっているので、脳の太い動脈を詰まらせることが多く、重症の脳梗塞になりやすい傾向があります。

かつては脳梗塞といえばラクナ梗塞がほぼ半数程度を占めましたが、徐々にアテロ

▼脳内の血管をうしろから見た図

脳の左右には、心臓から直結した太い動脈が２本ずつある。４本の血管がさらに枝分かれして、脳を包むように張り巡らされている

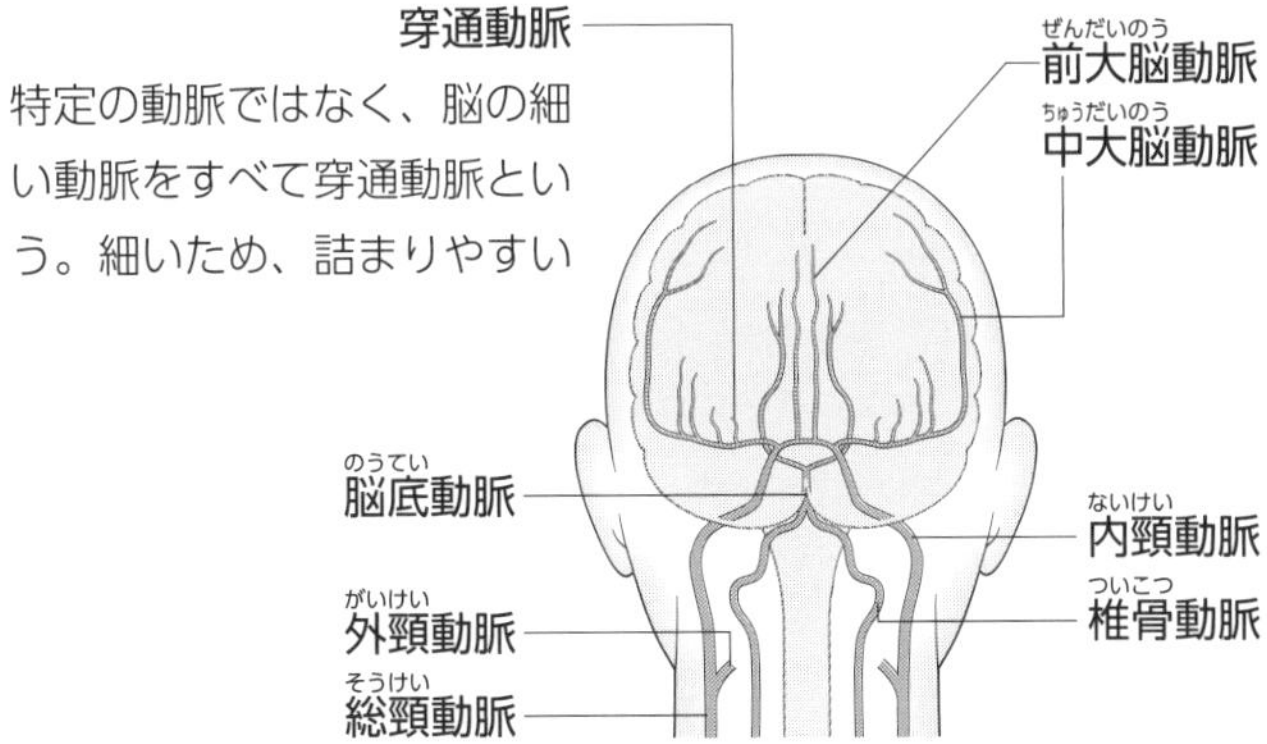
穿通動脈
特定の動脈ではなく、脳の細い動脈をすべて穿通動脈という。細いため、詰まりやすい
前大脳《ぜんだいのう》動脈
中大脳《ちゅうだいのう》動脈
脳底《のうてい》動脈
内頸《ないけい》動脈
椎骨《ついこつ》動脈
外頸《がいけい》動脈
総頸《そうけい》動脈

ーム血栓性脳梗塞と心原性脳塞栓症が増え、近年はこれら3つのタイプがほぼ同じくらいになっています*。

近年増加しているのが、「**塞栓《そくせん》源《げん》不明の脳塞栓症**（ESUS《イーサス》）」という脳梗塞です。体内のどこかにできた血栓が流れてきて、脳の血管に詰まるものです。心原性脳塞栓症と同様に、血栓ができるのは心臓内と推測されていますが、まだ明確なことはわかっていません。現在、脳梗塞全体の約2割を占め、今後新しいタイプのひとつになる可能性があります。

＊国循脳卒中データバンク2021編集委員会『脳卒中データバンク2021』中山書店

Q15

ラクナ梗塞には、どのような特徴がありますか？

ラクナ梗塞とは、細い血管が詰まるタイプの脳梗塞です。一般的に脳の奥深くにできる直径1・5センチ未満の小さな梗塞は、ラクナ梗塞と診断されます。

発作は突然起こりますが、詰まる血管が細く、梗塞（脳細胞が死んでしまった部分）が小さいためにマヒや感覚障害などの症状は比較的軽く、障害された部位によってはまったく症状が現れない人もいます。自覚できる明確な発作がないまま、ラクナ梗塞が脳内の何ヵ所にも発生し、少しずつ症状が進行していく「**多発性脳梗塞**」もあります。やがて認知症につながることも少なくありません。

また**ラクナ梗塞では、脳出血も起こしやすい**ことがわかっています。脳内の細い穿《せん》通《つう》動脈が、詰まるとラクナ梗塞、切れると脳出血という、きょうだい関係だといえるのです。とくに、ラクナ梗塞の再発防止のためにアスピリンを服用しているときには、脳出血（↓P82）のリスクも高くなります。

ラクナ梗塞の起こり方

脳内の細い動脈「穿通動脈」が詰まって起こります。穿通動脈は脳全体に張り巡らされています。

穿通動脈

脳内の直径1mm以下の細い動脈が穿通動脈。脳の細い動脈すべてを指す

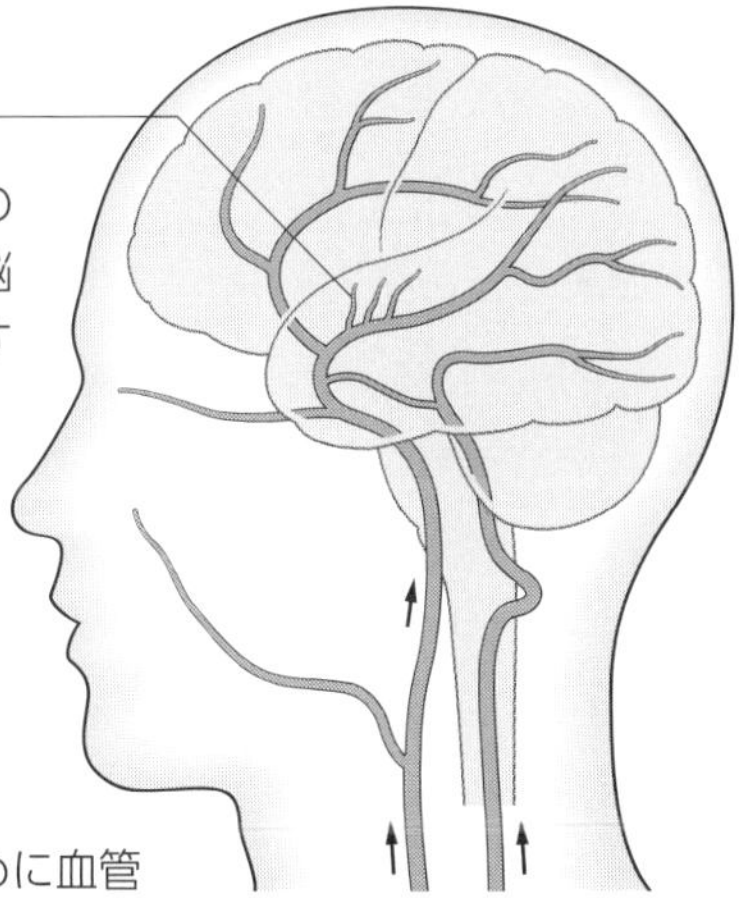

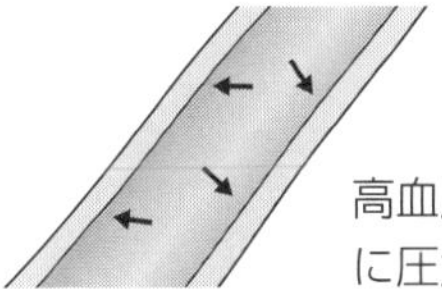

高血圧などのために血管に圧力がかかりつづける

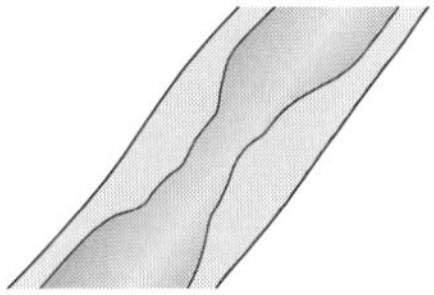

動脈硬化になり、血管壁が厚くなる。血管壁は厚いほどいいというわけではなく、むしろ逆

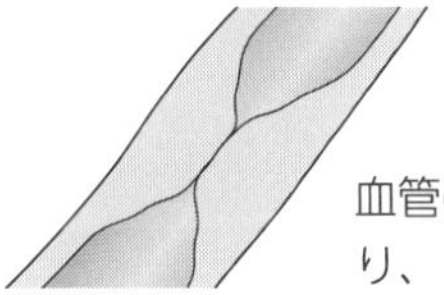

血管の内腔《ないくう》が狭くなったり、ふさがったりする

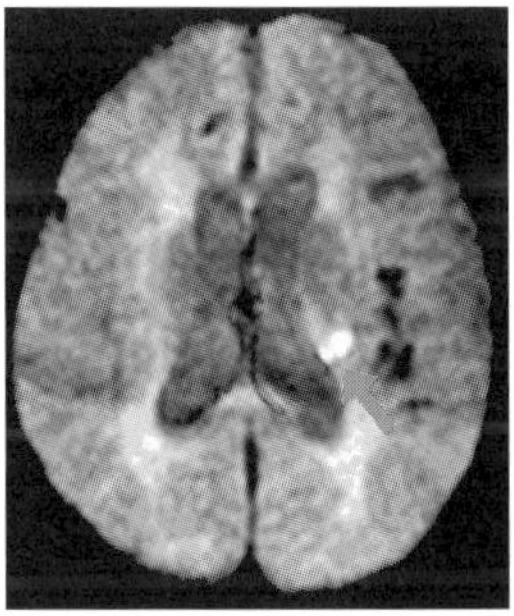

ラクナとはラテン語で「小さなくぼみ」という意味。MRI画像で見ても梗塞（矢印）は小さい

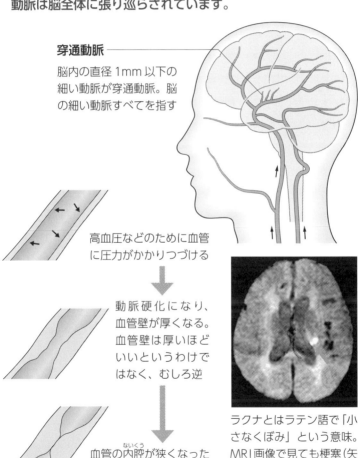

Q16 アテローム血栓性脳梗塞には、どのような特徴がありますか？

前ぶれとしてTIA《ティーアイエー》（一過性脳虚血発作《いっかせいのうきょけつほっさ》→P16～19）**を起こすことの多いタイプが、アテローム血栓性《けっせんせい》脳梗塞です。**アテロームは「粥《かゆ》（粥腫《じゅくしゅ》）」という意味で、血管壁の中につくられる粥状《じゅくじょう》のかたまりです。アテロームは柔らかいので破裂しやすく、破裂するとアテロームに血小板が集まって血栓をつくります。この血栓は比較的溶けやすいのですが、必ずしも溶ける、というわけではありません。発症時には、前ぶれなのか本格的な発作なのかは、わからないのです。

アテローム血栓性脳梗塞は太い血管を詰まらせるタイプでもあり、太い血管が詰まれば、影響は広範囲に及びます。発症時は突然激しい症状が出ることもあれば、軽い症状のこともあります。徐々に症状が進行する場合も多く、脳の血流が低下する影響で「なんとなくおかしい」「ぼんやりする」など「意識の変容」がみられる人もいます。最初は軽症にみえても、やがて重篤《じゅうとく》になる可能性もあります。

アテローム血栓性脳梗塞で詰まりやすい血管

詰まった血管の部位や大きさによって、さまざまな症状が現れます。太い血管が詰まると影響は広範囲に及びます。

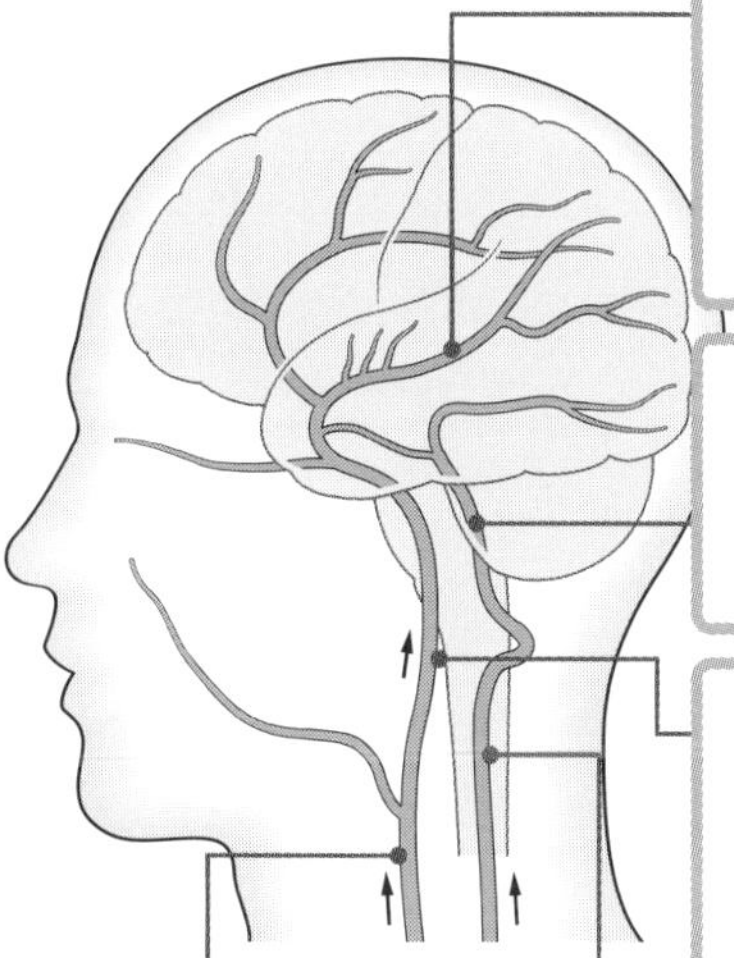

中大脳《ちゅうだいのう》動脈

片側の手足のマヒ、顔面の運動マヒ、皮膚感覚のマヒ、言語障害、失語《しつご》、意識障害などが起こる

脳底《のうてい》動脈

両側の手足のマヒ、強い意識障害が起こる

内頸《ないけい》動脈

片側の手足のマヒ、顔面の機能障害・感覚のマヒが起こる。TIAでは一時的な片側視力の喪失などが起こる

総頸《そうけい》動脈

主に総頸動脈と椎骨動脈が、脳に血液を送っている。左右2本ずつの太い動脈から枝分かれし、脳全体に血液が届く

椎骨《ついこつ》動脈

めまい、吐き気、嘔吐《おうと》、言語障害、嚥下《えんげ》障害（食べ物が飲み込みにくくなる）などが起こる

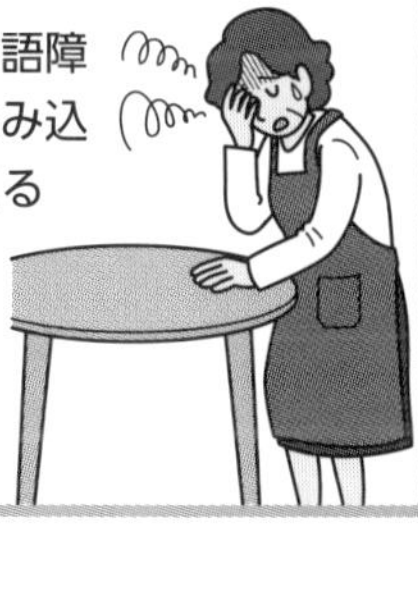

いきなりめまいに襲われたら、椎骨動脈の梗塞を疑う

Q17 心原性脳塞栓症には、どのような特徴がありますか？

心原性脳塞栓症《しんげんせいのうそくせんしょう》というタイプは、心臓でできた血栓《けっせん》が、血流にのって脳の動脈を詰まらせて起こります。**心原性脳塞栓症の原因のひとつは、心臓病の「心房細動《しんぼうさいどう》」です。**心房細動は不整脈の一種で、心臓のなかの血液の流れによどみが生じ、血栓ができやすくなる病気です（→P74）。心臓でできた血栓が、大動脈や首の血管（頸動脈《けいどうみゃく》）を通って脳の動脈に流れ、心原性脳塞栓症を引き起こします。

心臓にできた血栓は、突然体を動かしたときなどにはがれやすいため、**日中活動している時間、とくに動き始めに発症しやすい傾向があります。**

脳や首などの血管にできる血栓と比べて、**心臓にできた血栓はサイズが大きく溶けにくいため、重症の脳梗塞を起こしやすいのが特徴です。**前ぶれもなく突然発症し、手足のマヒや意識障害など重い症状が一気に現れます。死亡率も、ほかのタイプに比べて高くなっています。

心原性脳塞栓症の起こり方

心臓でできた血栓が、血流にのって脳に運ばれてきて、脳内の血管に詰まります。

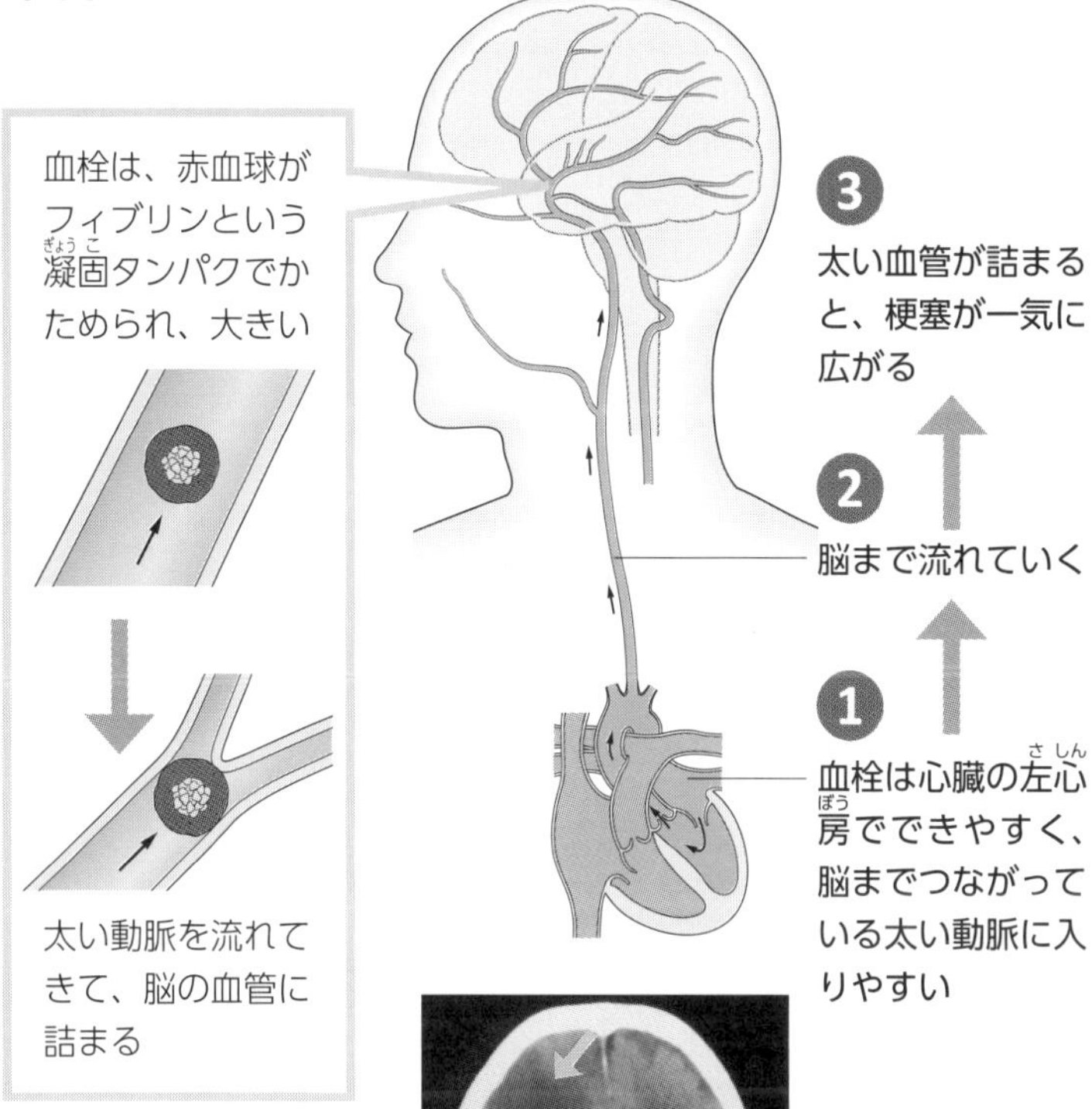
血栓は、赤血球がフィブリンという凝固《ぎょうこ》タンパクでかためられ、大きい
太い動脈を流れてきて、脳の血管に詰まる
3
太い血管が詰まると、梗塞が一気に広がる
2
脳まで流れていく
1
血栓は心臓の左心《さしん》房《ぼう》でできやすく、脳までつながっている太い動脈に入りやすい

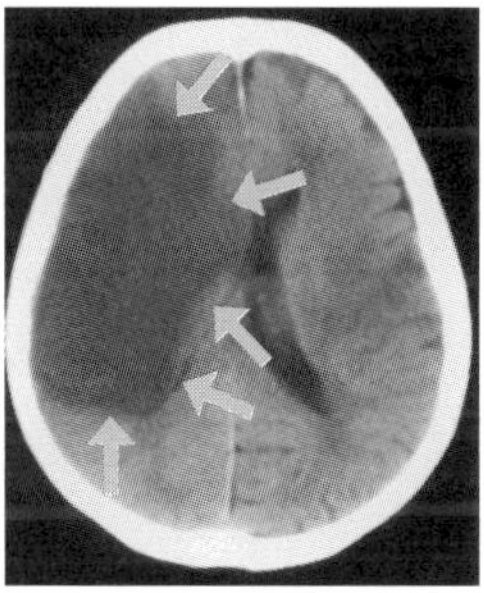

心原性脳塞栓症のCT 画像。梗塞の範囲（矢印）は非常に大きい

Q18 かくれ脳梗塞とは何ですか？

きわめて細い血管が詰まると、梗塞がごく一部にとどまり、自覚症状がまったく出ないことがあります。これがいわゆる「**かくれ脳梗塞**」で、**正式には「無症候性脳梗塞《むしょうこうせいのうこうそく》」といいます。**

無症候性脳梗塞やラクナ梗塞のような小さな脳梗塞が多発すると、**やがて認知症になることもあります。**本人の気づかないうちに脳梗塞が起こっているため、TIA《ティーアイエー》（一過性脳虚血発作《いっかせいのうきょけつほっさ》→P16〜19）のような前ぶれや予兆もないまま、本格的な脳梗塞を発症するリスクも高いのです。

無症候性脳梗塞は、小さな梗塞も画像化できる**MRI検査で見つけることが可能です。**脳ドックを受けた人では、60歳以上になると急激に増え、70歳以上では3割以上に発見されているという報告もあります。脳ドックなどで脳梗塞が発見されたら、危険因子を見直し治療をすすめます。

Q19 脳梗塞の原因は何ですか？

脳梗塞の原因はひとつではありませんが、**どのタイプにも共通するのが血管の動脈硬化です。**だれでも年齢とともに血管が老化し、血管の収縮性がなくなり、もろく、硬くなります。これが動脈硬化です。しかし次のような病気があると、動脈硬化が進行しやすく、とくに危険な「粥状硬化《じゅくじょうこうか》（→Ｐ56）」という状態になります。

- **高血圧**……最大の危険因子。血管への圧力が強く、血管壁を傷つける
- **糖尿病**……高血糖によって血管を傷つけ、動脈硬化を悪化しやすくする
- **脂質異常症**……血液中にコレステロールや中性脂肪が多くなる病気。とくにＬＤＬコレステロールは血管壁に入り込み、動脈硬化の原因となる

これらのほか、不整脈も脳梗塞の原因になります。**とくに心房細動《しんぼうさいどう》という不整脈があると、心臓内部で血液がよどんで血栓ができやすくなります**（→Ｐ74）。

病気だけでなく、次のような生活習慣なども脳梗塞の危険因子になります。

● **喫煙**……万病のもとであり、生活習慣病と動脈硬化も起こしやすくする

● **肥満**……とくにおなかが出る肥満（内臓脂肪型肥満）があると、生活習慣病になりやすく、メタボリック症候群（→P72）になることもある

● **加齢**……脳梗塞は、50歳を境に急増する。とくに患者さんの8割以上を占める65歳以上が危険

● **ストレス**……精神的なストレスは、血圧を高くしたり動脈硬化を進めたりする要因になる

● **遺伝**……血縁者に脳梗塞の患者さんがいる人は脳梗塞を起こしやすい。脳梗塞を起こしやすい体質や生活習慣が遺伝するためと考えられている

● **多量飲酒**……飲酒は、少量なら脳梗塞を減らすが、適量を超えると危険因子になる

まずは脳梗塞の危険因子を回避し、動脈硬化を進めないことが、脳梗塞予防にもつながります。血管の健康状態は全身の健康を左右するのです。

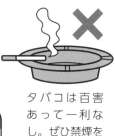

タバコは百害あって一利なし。ぜひ禁煙を

日本酒は1日1合まで。ビールは中びん1本まで。休肝日も週2回は設けよう

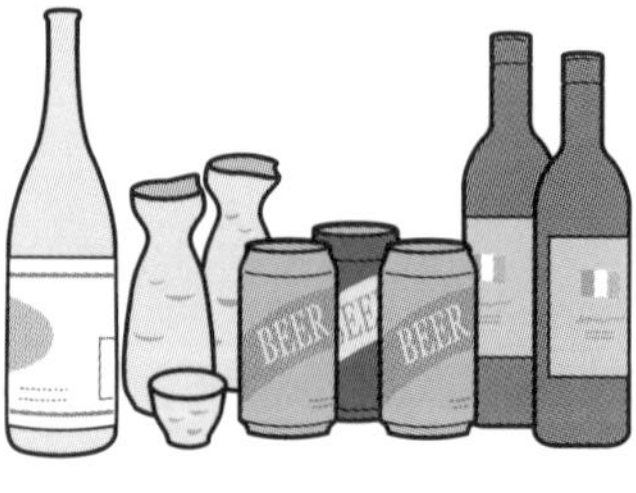

Q20 タバコやお酒は危険因子になりますか？

タバコは脳梗塞だけでなく、あらゆる病気の危険因子となる、悪しき生活習慣です。しかも、喫煙者の周囲の人も吸ってしまう副流煙《ふくりゅうえん》には、喫煙者本人が吸い込む主流煙よりも有害物質が多く含まれています。

喫煙により、ニコチンやタール、一酸化炭素《いっさんかたんそ》などが体内に入ると、全身の血管が収縮して血圧が上がります。また、ＬＤＬコレステロールを増やし、動脈硬化を促進させることもわかっています。肺がんや喉頭《こうとう》がんなど多くのがんや、呼吸困難に陥る慢《まん》性閉塞性肺疾患《せいへいそくせいはいしっかん》（ＣＯＰＤ《シーオーピーディー》）、心筋梗塞《しんきんこうそく》や狭心症《きょうしんしょう》なども、タバコとの因果関係は明確です。**従来のタバコだけでなく電子式や非加熱式も含め、禁煙は絶対に必要**です。

お酒は、適量ならＨＤＬコレステロールを増やし、血液をかたまりにくくするメリットもありますが、度を超せば、やはり健康を損ないます。1日の適量は中年男性の場合純アルコール量で20gまでで、たとえば日本酒なら1合までです。

Q21 動脈硬化は、どのように進みますか？

粥状硬化の進み方

健康な血管はしなやかですが、動脈硬化が進むと、血管壁が硬く、内腔《ないくう》が狭くなります。

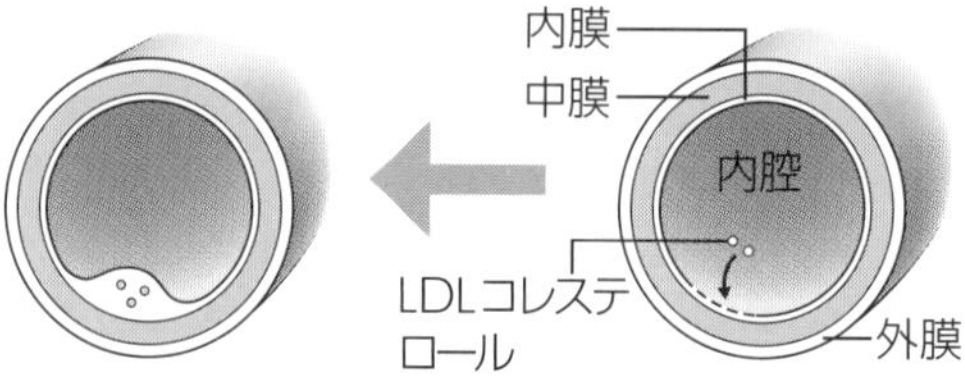

血管壁に入り込んだLDLコレステロールが酸化する

血管の内側が傷つく。傷からLDLコレステロールが入り込む

動脈硬化のなかで、とくに「粥状硬《じゅくじょうこう》化《か》」が脳梗塞の危険因子となります。

● **粥状硬化の進み方** 粥状硬化の原因は、**不適切な生活習慣や食習慣、喫煙習慣、肥満、そして生活習慣病**です（↓P53）。これらは血管を内側から傷つけます。その傷からLDLコレステロールが血管内に入り込み、血管壁の内側にたまって、柔らかいアテロームをつくります。アテロームとは「粥《かゆ》（粥《じゅく》腫《しゅ》）」という意味で、名前の通りおかゆのように軟らかいかたまりです。アテロームによ

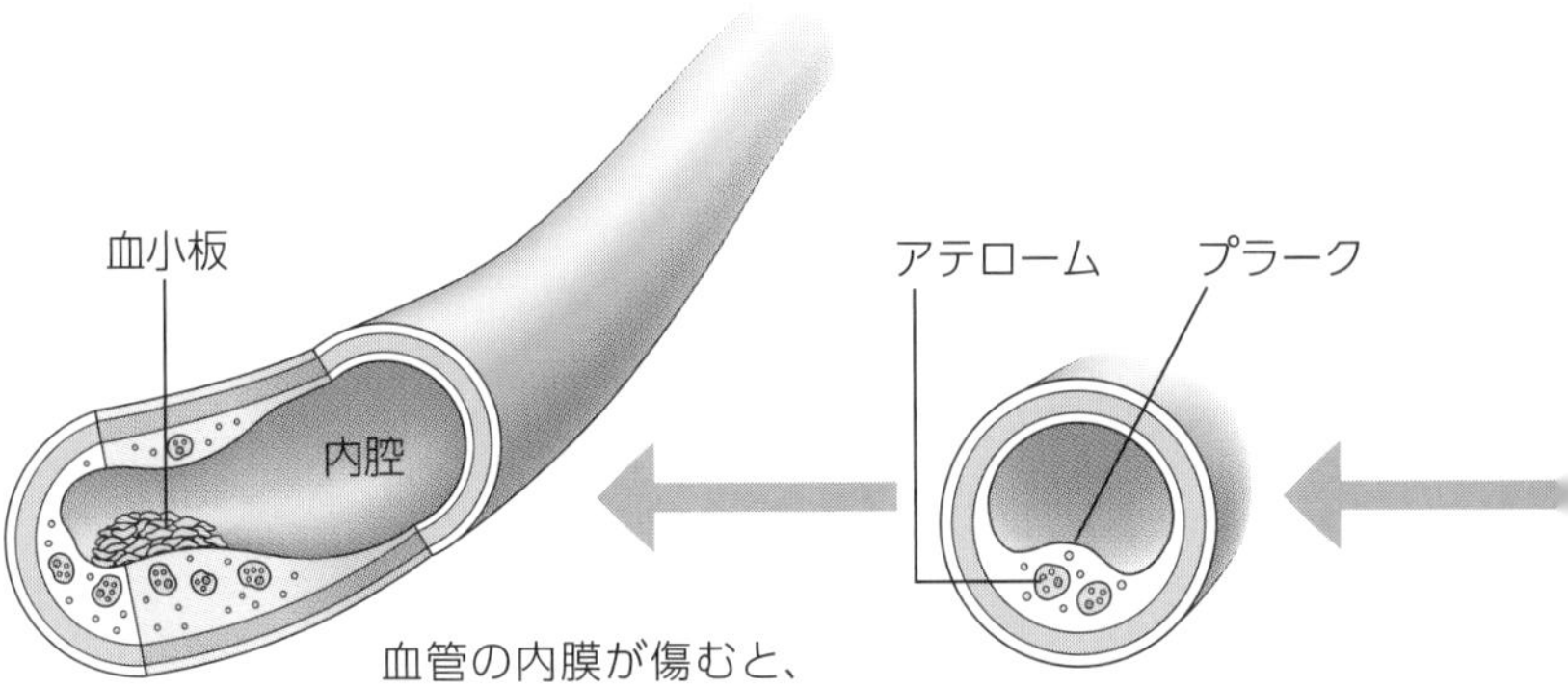

血管の内膜が傷むと、その傷を修復するため、血小板が集まって血栓をつくる

血管の内側にたまり、粥状（アテローム）になる

り盛り上がった部分は、「プラーク（隆起）」といわれます。**プラークによって血管の内腔が狭くなり、血液が流れにくく**なります。

また、アテロームは傷つきやすく、破裂することもあります。**アテロームが傷ついたり破裂したりすると、血小板が集まって血栓《けっせん》ができます。**血栓は、血管をそのまま詰まらせるだけでなく、できた血栓がはがれて、血流にのって別の血管を詰まらせることもあります。流れてきた血栓が脳の血管に詰まると、脳梗塞を引き起こすのです。

粥状硬化は、全身のどの血管でも起こる可能性がありますが、**とくに起こりやすいのは首の血管（頸動脈《けいどうみゃく》）や脳の太めの血管です。**アテローム血栓性脳梗塞の原因になります。

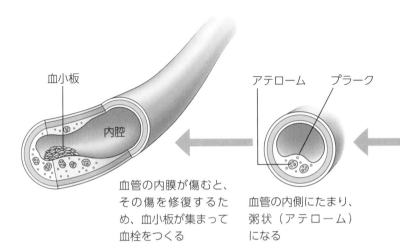

細い血管の動脈硬化

細い血管にはアテロームのほか、特徴的な動脈硬化が起こります。

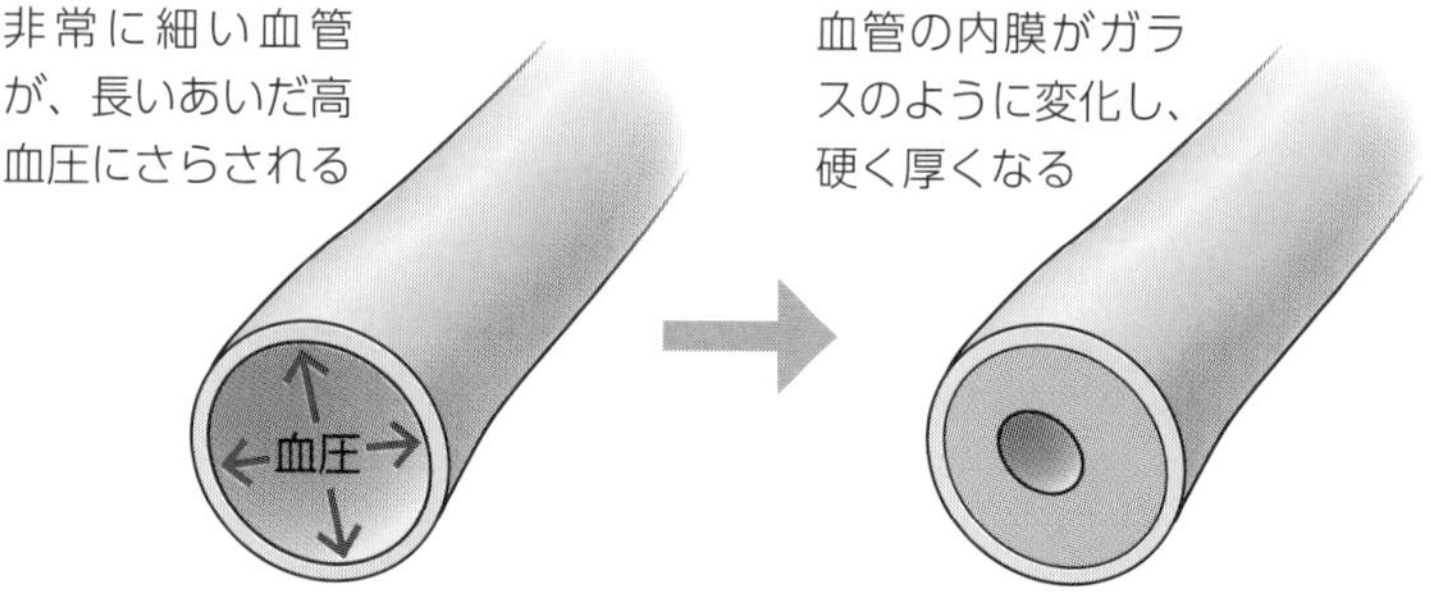
非常に細い血管が、長いあいだ高血圧にさらされる
血圧
血管の内膜がガラスのように変化し、硬く厚くなる

●**細い血管特有の動脈硬化**　細い血管では、小さな粥状硬化が起こるほか、血管壁が変性し、硬くもろくなるタイプの動脈硬化が起こります。

この動脈硬化は、主に高血圧によって進みます。血管が強い血圧に長期間さらされることで、血管壁が徐々に硬く、厚くなるように変性していきます。硬いからといって血管が強くなるわけではありません。むしろ**ガラスのようにもろくなって、血圧などの衝撃で血管が破れる**こともあります。

この硬くもろくなる動脈硬化は、太い血管では起こりません。血管壁が厚くなって詰まればラクナ梗塞を、強い血圧がかかって血管が破れれば脳出血を起こします。

Q22 どうして血管が詰まるのですか？

血管の詰まり方

主に３つに分けられています。

① 血栓性

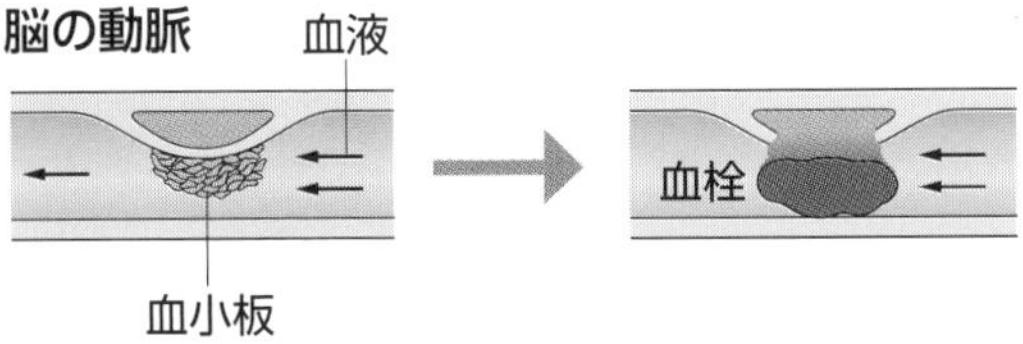

脳の動脈で動脈硬化が進み、破裂する。破裂した傷口を治そうと血小板が集まり、血栓になる

血管が詰まるしくみには、主に3通りの起こり方があります。

❶ **血栓性**《けっせんせい》　狭くなった血管に血栓（血液のかたまり）ができて、その血管を詰まらせます。症状は、徐々に現れたり悪化したりするほか、突然現れることもあります。

❷ **塞栓性**《そくせんせい》　心臓や頸動脈《けいどうみゃく》（首の血管）など別の部位でできた血栓が、血流にのって脳の血管を詰まらせます。多くの場合、突然発症します。

❸ **血行力学性**《けっこうりきがくせい》　脳の血管が狭くなっている

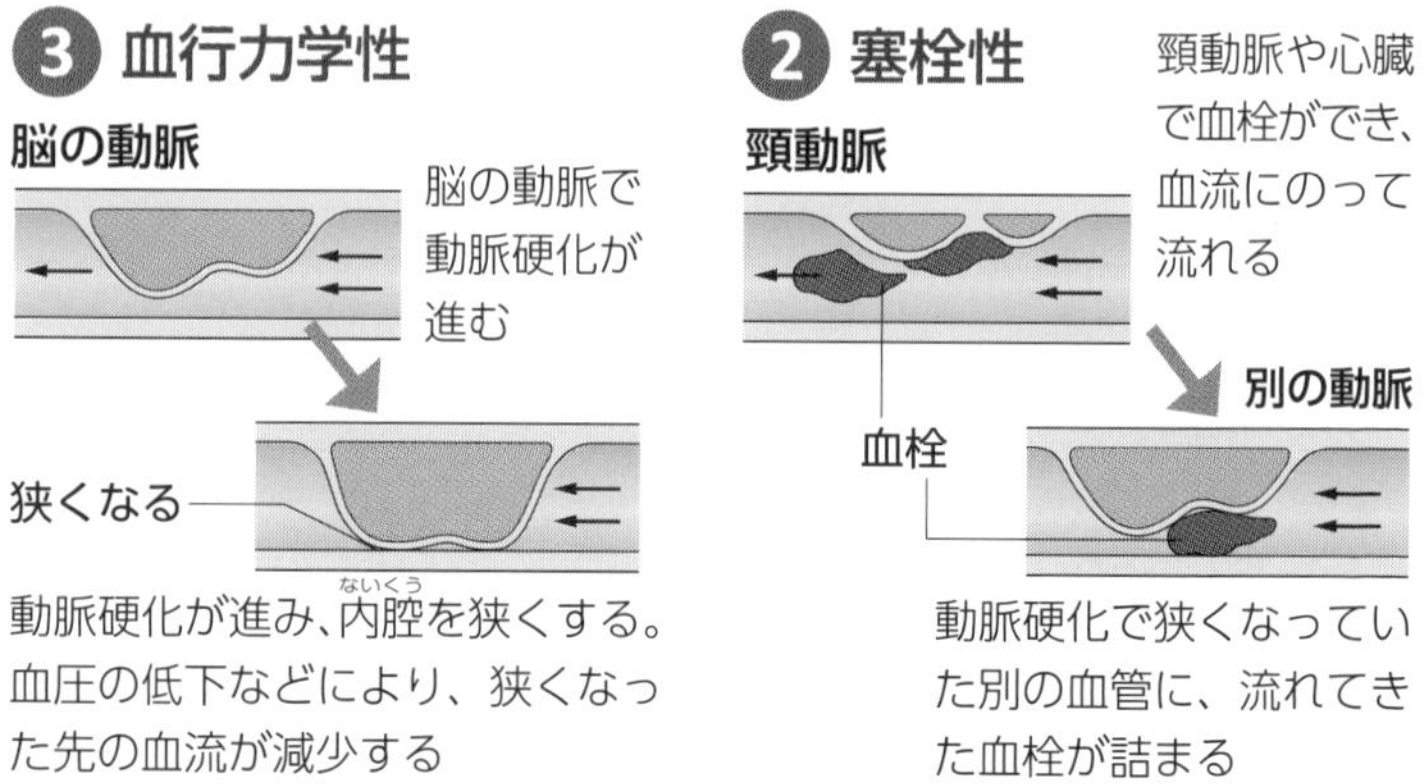
② 塞栓性
頸動脈や心臓で血栓ができ、血流にのって流れる
頸動脈
血栓
別の動脈
動脈硬化で狭くなっていた別の血管に、流れてきた血栓が詰まる
③ 血行力学性
脳の動脈
脳の動脈で動脈硬化が進む
狭くなる
動脈硬化が進み、内腔《ないくう》を狭くする。血圧の低下などにより、狭くなった先の血流が減少する

ものの、症状が現れない程度に血流がある状態で、何らかの原因で脳の血流が不足したときに起こります。脳の血流が不足しやすいのは、血圧の低下や脱水、貧血、低酸素状態が起こるときで、具体的には睡眠時や夏場に汗をかいたときなどです。症状は徐々に現れたり悪化したり、突然現れたりします。本格的な発症の前に、同じ症状の前ぶれを起こすケースもあります。

脳梗塞のタイプでいうと、**ラクナ梗塞の多くは①によって起こり、心原性脳塞栓症《しんげんせいのうそくせんしょう》はほとんどが②、アテローム血栓性脳梗塞は①〜③のいずれによっても起こります。**とくにアテローム血栓性脳梗塞では、起こり方を突き止めることが、治療のために重要です。

Q23 高血圧はなぜ危険因子になるのですか？

脳梗塞を引き起こす最大の危険因子は、高血圧です。

そもそも血圧とは、血流が血管壁に与える圧力のことをいいます。とくに動脈は、血圧を受け止めるため、血管壁の筋肉が厚く、しなやかにできています。

高血圧とは、強い圧力が血管に加えられている状態です。持続すると血管に負荷がかかり続けることになり、血管壁が傷つきます。やがて血管壁が厚くなり、血管のしなやかさが失われて動脈硬化を起こししま

高血圧が続くと

高血圧が続くと血管壁を傷つけ、動脈硬化を引き起こして脳梗塞の引き金になります。

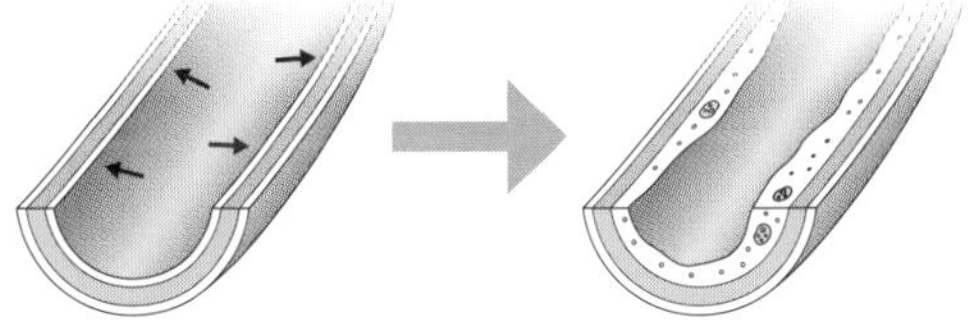

健康な血管はしなやかで、血圧を受け止めている。血圧が高いと、血管に負荷がかかり続ける

内壁の状態が厚く硬くなり、弾力性がなくなる

す。高血圧は脳卒中の引き金にもなります。とくに細い動脈が詰まるラクナ梗塞や脳出血は、高血圧が主な原因です。

また、**高血圧の状態が長く続くと、血液を押し出している心臓にも負担がかかり続けることになります。**その結果、心臓が大きくなる「心肥大《しんひだい》」が起こります。心臓が大きくなったのは心臓の筋肉が引き延ばされたためで、心臓の筋肉が古びたゴムのように、収縮力が弱くなっている状態です。その結果、心臓の血液を押し出す機能が低下して、全身の血流が滞りやすくなります。**心肥大は心房細動《しんぼうさいどう》などの不整脈の原因となり、心筋梗塞《しんきんこうそく》や心原性脳塞栓症《しんげんせいのうそくせんしょう》の発症リスクを高める危険因子**にもなります。

高血圧は自覚症状がほとんどないために放置されがちですが、血圧が高い人は危険な爆弾を抱えて暮らしているようなものです。脳梗塞の発症と再発を予防するためにも、自分の血圧がどのくらいか、知っておくことは重要です。血圧は常に変動していますが、1日のなかで早朝がいちばん高いことが多いので、自宅でも定期的に測定するとよいでしょう(→P130)。

また高血圧は、薬を一度のんだからといって治る病気ではありません。薬をのみ続けて、血圧を正常な範囲にコントロールすることが重要です。

血圧と脳卒中発症率

血圧とは、血流が血管壁に与える圧力のこと。一般に言う「高いほう」の収縮期血圧と、「低いほう」の拡張期血圧があります。

▼血圧とは

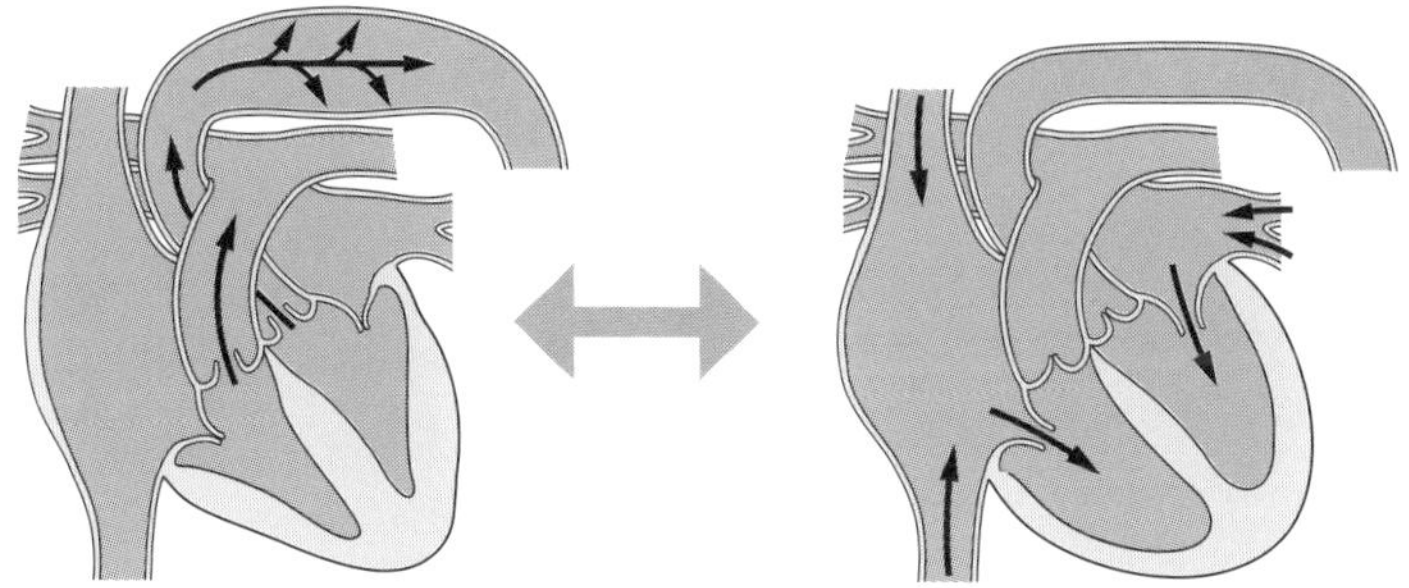

心臓が全身に血液を送り出すときの血圧が、収縮期血圧

血液が心臓に戻ってくるときの血圧が、拡張期血圧

▼脳卒中発症の危険度

血圧が高くなるほど、脳卒中発症の危険が高まる

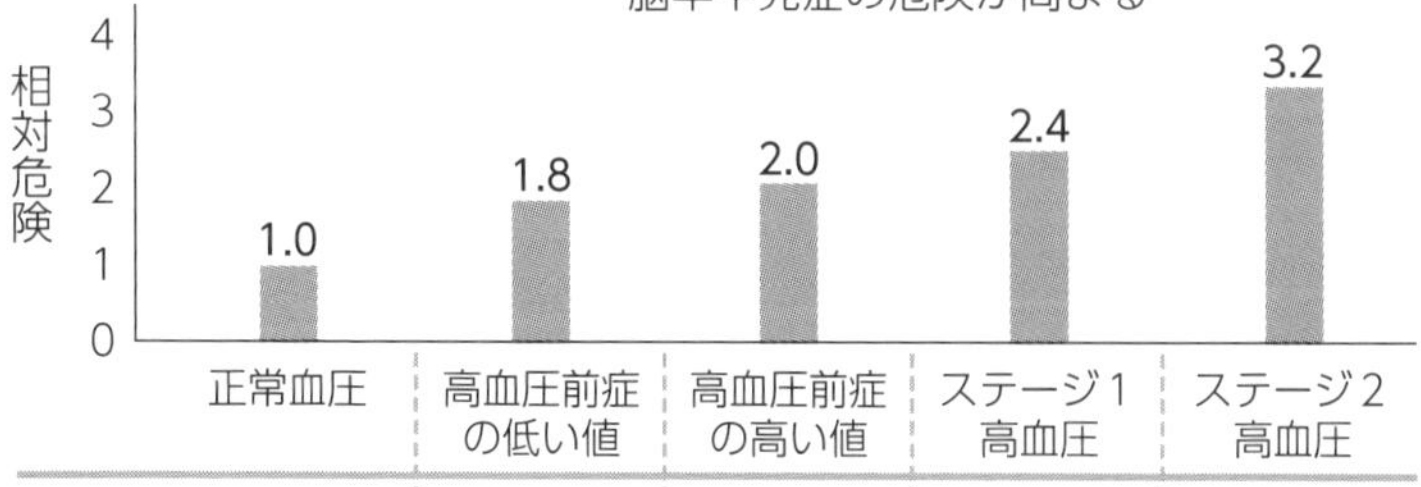

	正常血圧	高血圧前症の低い値	高血圧前症の高い値	ステージ1高血圧	ステージ2高血圧
収縮期	120未満	120～129	130～139	140～159	160以上
	かつ	または	または	または	または
拡張期	80未満	80～84	85～89	90～99	100以上

血圧（mmHg）

(Fukuhara M, et al., J Hypertens, 30: 893-900, 2012)

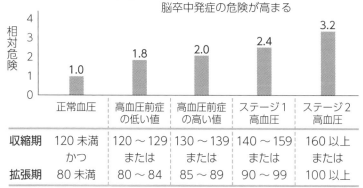

Q24 血圧がどれくらいだと、脳梗塞のリスクになりますか？

血圧と脳梗塞の発症には、相関性があります。血圧は高ければ高いほど、脳卒中や心臓病の危険性が高まります。また、血圧が高く、あわせもつ危険因子が多いほど、脳梗塞のリスクはいっそう高まります。

血圧には、高い数値の「収縮期血圧」と、低い数値の「拡張期血圧」があります。**医療機関で測定した場合の「基準値」は、収縮期血圧が140㎜Hg、拡張期血圧が90㎜Hgです。**どちらか、あるいは両方が基準値よりも高いと高血圧と診断されます。また血圧は、自分で定期的に測ることも推奨されています（→P130）。家庭で測った場合、7日間（少なくとも5日間）の平均血圧が135／85㎜Hg以上だと高血圧と診断されます。

高血圧と診断された人は、140／90㎜Hg未満にしましょう。糖尿病など危険因子が多い人はリスクが高いので、目標値を130／80㎜Hgと低めに設定されます。

血圧とリスクの高さ

血圧と脳梗塞の発症には相関性があります。血圧が高く、あわせもつ危険因子が多いほど脳梗塞のリスクも高まります。

血圧（収縮期／拡張期）mmHg ／ 血圧以外のリスク要因	高値血圧	高血圧		
	130-139 ／ 80-89	140-159 ／ 90-99	160-179 ／ 100-109	180 以上 ／ 110 以上
❶ 危険因子がない	低リスク	低リスク	中等リスク	高リスク
❷ 65 歳以上、男性、脂質異常症、喫煙のいずれかがある	中等リスク	中等リスク	高リスク	高リスク
❸ 脳卒中や心筋梗塞《しんきんこうそく》の既往、心房細動《しんぼうさいどう》、糖尿病、たんぱく尿のある腎臓病《じんぞうびょう》のいずれか、または❷が 3 つ以上	高リスク	高リスク	高リスク	高リスク

たんぱく尿と腎臓病

腎機能が低下すると、尿にたんぱくが出る。腎臓は体の調整機能を担うため、腎臓の機能が低下するとさまざまなリスクが発生する

脳卒中のリスクはさまざま。血圧が高く、❷や❸に当てはまるものが多いほど発症しやすくなる

（日本高血圧学会編『高血圧治療ガイドライン2019』ライフサイエンス出版）

Q25 糖尿病はなぜ危険因子になるのですか？

高血糖は、高血圧に続く、脳梗塞発症の危険因子です。血糖とは血液中のブドウ糖のことで、血液中にブドウ糖がどのくらい含まれているかを示す値が「血糖値」です。血糖値が高い状態を高血糖、血糖値の高い状態が続く病気を**糖尿病**といいます。

糖尿病そのものには自覚症状はありませんが、高血糖がじわじわと全身にダメージを与え、全身にさまざまな合併症を引き起こします。とくに動脈硬化のリスクが高く、脳梗塞の起こりやすさは糖尿病のない人の2～4倍です。[*1]実際に、脳梗塞の患者さんには糖尿病を併発している人が多く、脳梗塞を起こして初めて糖尿病に気づく人も少なくありません。

糖尿病は、一度発症したら一生付き合っていかなければいけません。患者数は毎年増加し、２０１６年の調査では予備群も含めて約2千万人と推測され、２０１９年には成人男性の5人に1人、成人女性の10人に1人がかかっているという結果でした。[*2]

*1　日本糖尿病学会編・著『糖尿病治療ガイド 2020-2021』文光堂
*2　厚生労働省「令和元年国民健康・栄養調査」

糖尿病とは

血糖値を下げるのは、インスリンというホルモンです。インスリンの分泌力が弱くなると、高血糖が続きやすくなります。

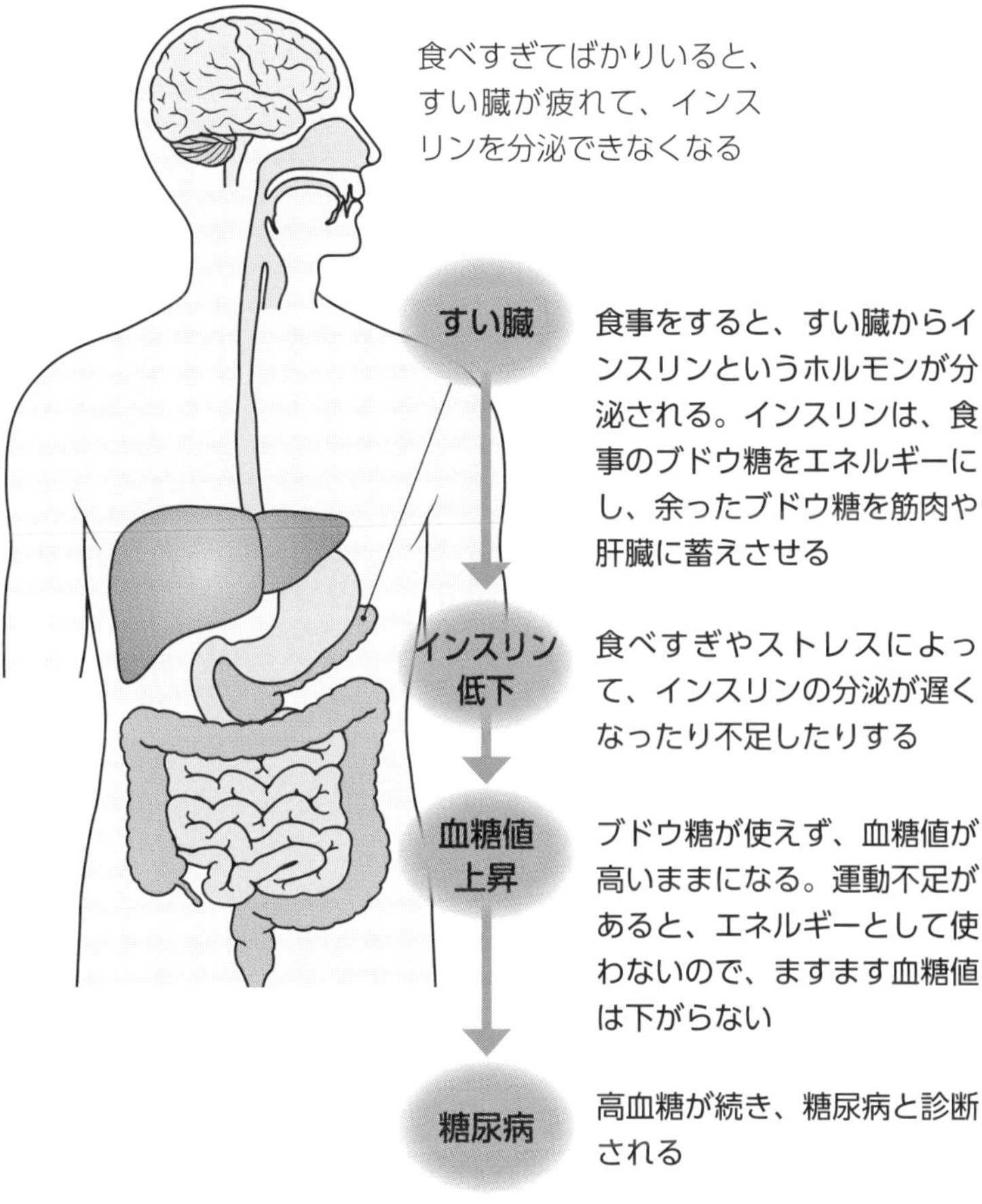
食べすぎてばかりいると、すい臓が疲れて、インスリンを分泌できなくなる
すい臓
食事をすると、すい臓からインスリンというホルモンが分泌される。インスリンは、食事のブドウ糖をエネルギーにし、余ったブドウ糖を筋肉や肝臓に蓄えさせる
インスリン低下
食べすぎやストレスによって、インスリンの分泌が遅くなったり不足したりする
血糖値上昇
ブドウ糖が使えず、血糖値が高いままになる。運動不足があると、エネルギーとして使わないので、ますます血糖値は下がらない
糖尿病
高血糖が続き、糖尿病と診断される

Q26 血糖値がどれくらいだと、脳梗塞のリスクになりますか？

血糖値とHbA1cという値が、どれも「糖尿病型」なら糖尿病と診断され、脳梗塞の危険因子になります。

血糖値は、食事の内容や時間の影響が大きいため、検査方法が決められています。検査には、10時間以上絶食したあと採血し「空腹時血糖値」を測る方法と、ブドウ糖をのんだ2時間後に採血して「ブドウ糖負荷後2時間値」を測る方法があります。健康な人はブドウ糖をのんだあと、しだいに血糖値が下がりますが、糖尿病の場合は上昇したまま、なか

▼血糖値の判定基準

空腹時血糖値が 126mg ／ dL 以上、またはブドウ糖負荷後 2 時間値が 200mg ／ dL 以上の場合、糖尿病型と判定される

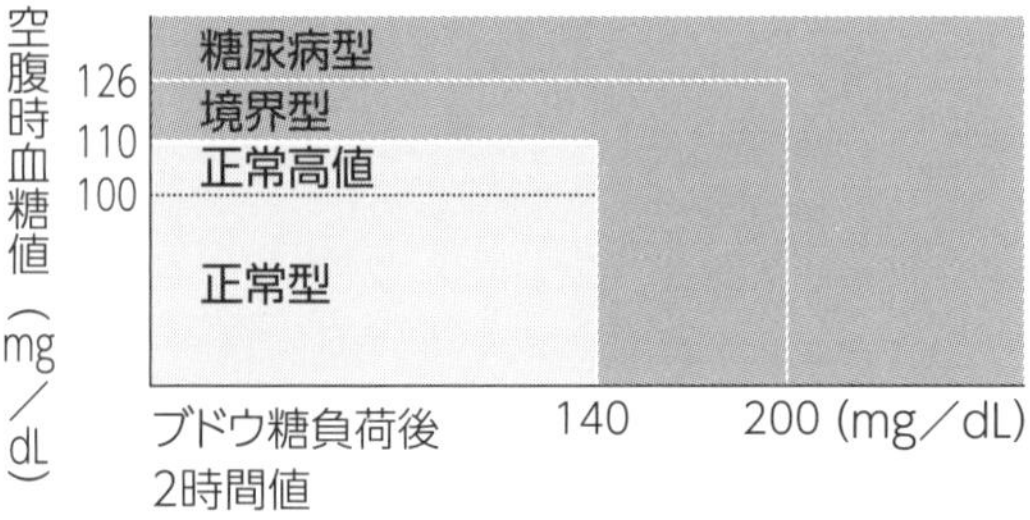

（日本糖尿病学会編・著『糖尿病治療ガイド 2020-2021』文光堂）

HbA1c

HbA1cが6.5%以上だと、糖尿病型と判定される。
診断時だけでなく、糖尿病治療の指標にも使われる

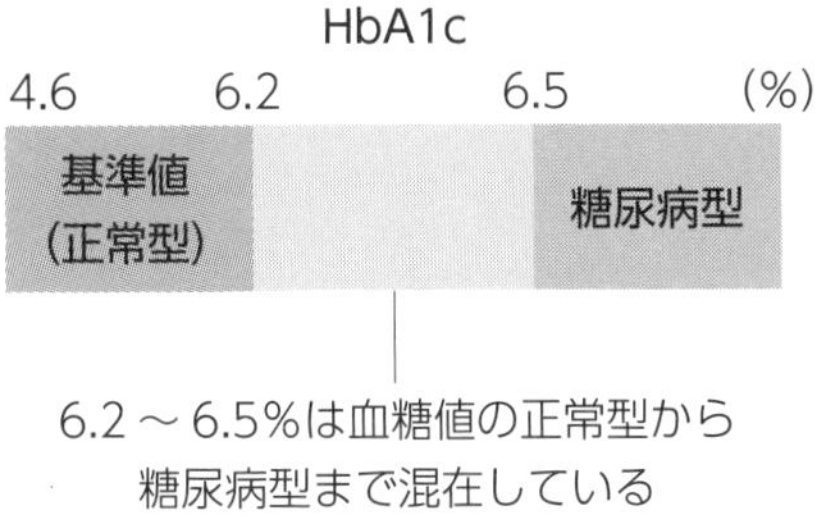
HbA1c
4.6
6.2
6.5
(%)
基準値
(正常型)
糖尿病型
6.2～6.5%は血糖値の正常型から
糖尿病型まで混在している

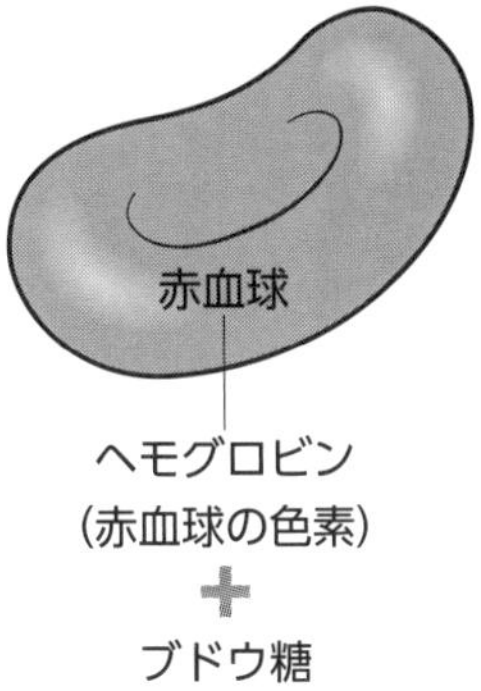
赤血球
ヘモグロビン
(赤血球の色素)
ブドウ糖

なか下がりません。**空腹時血糖値またはブドウ糖負荷後2時間値が基準値以上だと、糖尿病型**と判定されます。

血糖値のほか、HbA1cも測定します。HbA1cは、赤血球に含まれるヘモグロビンとブドウ糖が結合した物質です。1～2ヵ月間の血糖の平均値を示し、高血糖の状態が続いているかどうかがわかります。**6・5パーセント以上だと糖尿病型**と判定されます。

以前は糖尿病の診断を受けるためには、複数回受診して血糖値を測る必要がありました。現在はどちらかの血糖値とHbA1cを測定し、両方とも糖尿病型だった場合、1回の血液検査で糖尿病の診断が受けられるようになりました。

Q27 脂質異常症はなぜ危険因子になるのですか？

脳梗塞の危険因子として、血液中にコレステロールや中性脂肪が多い状態になる「脂質異常症」も見逃せません。以前は「高脂血症《こうしけっしょう》」と呼ばれていた病気です。

血中脂質には、それぞれ目安となる基準値があります。血中脂質の値にひとつでも異常がみられると脂質異常症と診断されます。とくに、**善玉と呼ばれるHDLコレステロールが少なく、悪玉と呼ばれるLDLコレステロールが多い高LDLコレステロール血症の状態が危険で、治療が必要です。**

● **LDLコレステロール** コレステロールは、本来は体に不可欠な物質で、細胞膜やホルモンの材料などになります。LDLコレステロールは必要なコレステロールを全身に配る働きがあるため、増えすぎると血管壁に沈着して表面を傷つけます。その傷から血管にもぐりこみ、アテローム（粥腫《じゅくしゅ》）を形成します。血管の内腔《ないくう》は狭く、血管壁がもろくなり、動脈硬化を進行させるのです。アテローム血栓性《けっせんせい》脳梗塞（↓P48）だけでなく、ラクナ梗塞（↓P46）も、高LDLコレステロール血症と関わっています。LDLコレステロール値が140mg／dL以上だと、高LDLコレステロール血症と診断されます。**一度脳梗塞を発症した人は、LDLコレステロール値を120mg／dL以下にすることが重要**です。スタチンなどの薬を使って治療します（↓P95）。

●HDLコレステロール　HDLコレステロールは、血液中の余分なコレステロールを回収する働きがあり、健康のためによい働きをします。HDLが少なすぎると、コレステロールを回収できなくなり、血管壁などにたまって動脈硬化を悪化させてしまいます。**HDLの値が低い人ほど、脳梗塞の発症率が高まります。**

HDLコレステロール値は、40mg／dL未満で低HDLコレステロール血症と診断され、治療では40mg／dL以上を目指します。スタチンにはHDLコレステロール値を改善する効果もあり、LDLコレステロール値といっしょに改善していきます。

●中性脂肪　中性脂肪も血中脂質のひとつで、体内でエネルギーになる物質です。**増えすぎると内臓脂肪（↓P72）を増やして、脳梗塞の危険因子になります。**

150mg／dL以上だと高中性脂肪血症と診断され、この数値未満にすることを目指します。中性脂肪値は食事を見直すことで改善しやすく、スタチンでも下がります。

Q28

血圧や血糖値が少し高い状態なら大丈夫ですか？

▼危険因子の数と死亡危険度

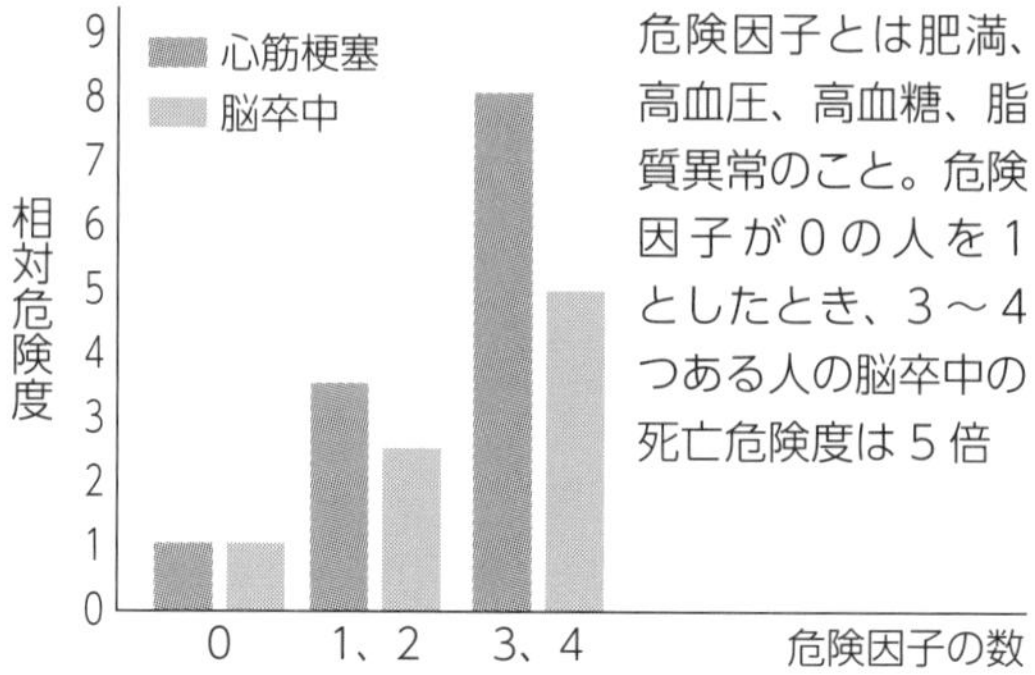
心筋梗塞
脳卒中
相対危険度
9
8
7
6
5
4
3
2
1
0
0
1、2
3、4
危険因子の数
危険因子とは肥満、高血圧、高血糖、脂質異常のこと。危険因子が0の人を1としたとき、3～4つある人の脳卒中の死亡危険度は5倍

(NIPPON DATA80、14年追跡、男性。
Nakamura Y, Ueshima H, et al., Circ J 2006)

一つひとつは少し悪い程度でも、重複すると脳梗塞のリスクが高まります。とくに肥満に、高血糖、高血圧、脂質異常症が2つ以上合併した状態「メタボリック症候群（メタボ）」が危険です。

メタボの診断基準には、ウエスト径が重要です。これは**内臓のまわりに脂肪がたまる「内臓脂肪型肥満」がとくに危険**だと考えられるためです。内臓脂肪は内臓のまわりに蓄積する脂肪で、皮膚の下に脂肪が蓄積する皮下脂肪とは蓄積のしかたが異なります。りん

▼メタボの診断基準 肥満は、おへその高さで測ったウエスト径で判定される。肥満があり、生活習慣病が重なると危険

ウエスト径
男性 85cm以上
女性 90cm以上

＋

血圧
収縮期血圧130mmHg以上
かつ、または
拡張期血圧85mmHg以上

血糖値
空腹時血糖値
110mg／dL以上

血中脂質
中性脂肪値150mg／dL以上
かつ、または
HDLコレステロール値
40mg／dL未満

3つのうち2つ以上が当てはまる

＝ **メタボリック症候群**

このようなシルエットになる「りんご型肥満」が特徴です。

脂肪細胞はホルモンという物質を分泌して、健康を維持するために体の働きを調整しています。しかし内臓脂肪が増えすぎると、動脈硬化を促し血液をかたまりやすくするホルモンの分泌が増え、血栓をつくりやすくなったり、動脈硬化を抑制するホルモンの分泌が減って、高血糖や高血圧、脂質異常症の原因になったりします。

内臓脂肪型肥満は、あらゆる生活習慣病の温床でもあります。血糖値が高い人が高血圧や脂質異常症を伴うケースは多く、内臓脂肪型肥満をベースにした生活習慣病は、互いに悪影響を与え、悪化しがちです。

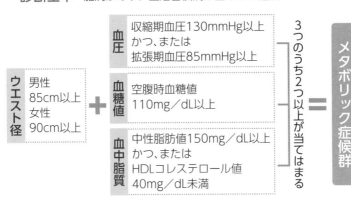

Q29 心臓の病気は、危険因子になりますか？

心臓の拍動が乱れる「不整脈」も、脳梗塞の危険因子になります。不整脈によって心臓にできた血栓《けっせん》が、脳の血管を詰まらせることがあるからです。

不整脈のなかでも、脳梗塞の危険因子になるのは「心房細動《しんぼうさいどう》」です。心房細動は、脳梗塞のなかでも危険な心原性脳塞栓症《しんげんせいのうそくせんしょう》の主な原因であり、脳梗塞の発症リスクを2～7倍高くするといわれます。心房細動が起こると、心臓の拍動がけいれんするように弱くなり、心房に血液のよどみができて、血栓の生じやすい環境をつくります。

心房細動が起こると、脈が速く打ったり胸の不快感があったりします。症状がないことも珍しくなく、定期検診などの心電図検査でチェックすればわかります。また近年、塞栓源《そくせんげん》不明の脳塞栓症（ESUS《イーサス》→P45）が増加していて、そのなかには無症状の心房細動が少なくないと考えられています。短い時間で心房細動が起こると症状が現れにくく、検査でも見つけるのが難しいのです。

心房細動

心房がけいれんを起こしたように小刻みに動き、心拍が弱くなる病気。心拍（脈）が乱れる不整脈のひとつです。

心臓の内部にはつねに大量の血液が循環し、全身に送られている

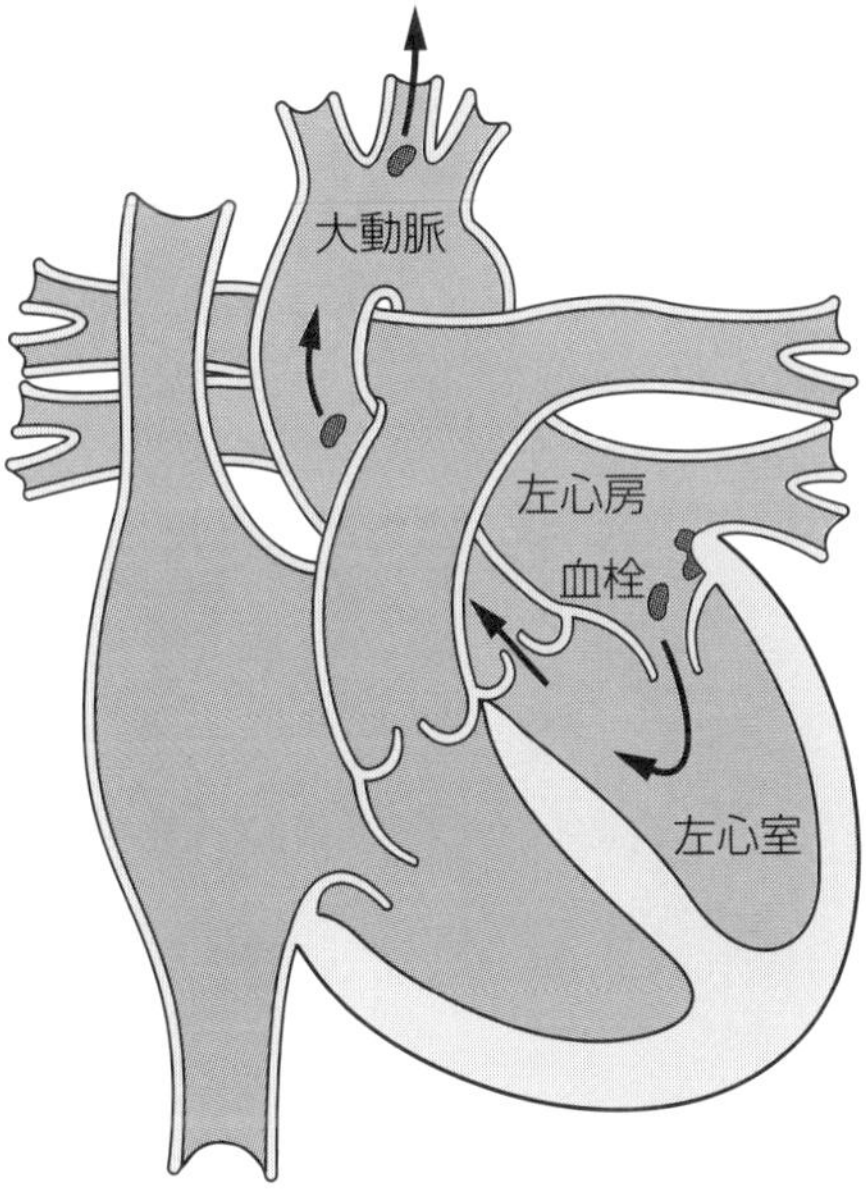

心臓のトラブル

心臓は収縮と拡張をくり返して、血液を全身に送り出している。心房がけいれんしたようになり、十分に収縮できなくなる

血栓ができる

血液を送り出す力が弱いため、血液が心房内によどんでしまう。それが血栓になりやすい

動脈に入る

拍動に合わせて、心房にできた血栓が左心室《さしんしつ》から大動脈に送られる

脳へ流れる

大動脈から内頸《ないけい》動脈や椎骨《ついこつ》動脈へ流れていく血栓。突然、脳の動脈を詰まらせるおそれがある

心房細動がある人は60歳以下では1パーセント以下ですが、80歳以上では6パーセント以上と*、**高齢になるほど増加します。男性は60歳から、女性は65歳から注意が必要**です。高血圧や心筋症などの病気がある場合や、冠動脈《かんどうみゃく》（心臓のまわりの動脈）の動脈硬化が進んでいる場合も、心房細動が起こりやすくなります。また心房細動の発症には、生活習慣も大きくかかわっています。タバコの本数が多い、お酒やコーヒーをよく飲むといった生活習慣がある人や、疲れがたまっているときにも心房細動は起こりやすくなります。

突然大きな心臓の拍動（動悸《どうき》）を感じたり、脈がトトトトと速くなったりすることがあったら、かかりつけ医などを受診してください。心電図検査などを受け、心臓の状態をチェックしましょう。心房細動と診断された場合には、血栓をつくらせないための薬物療法（→P94）が必要です。

心原性脳塞栓症には、心房細動のほかにも、次のような心臓病がかかわっていることがあります。

● **心臓弁膜症《べんまくしょう》** 心臓の弁に問題が起こる病気で、基本的に特有の症状がなく、かなり進んでから疲れやすさなどが現れます。左心房《さしんぼう》から左心室へ血液を送る弁に問題が

* Framingham study. Stroke, 1991

心臓の構造

心臓は、4つの部屋に分かれています。心臓の構造や働きに異常があると、血液が滞りやすくなります。

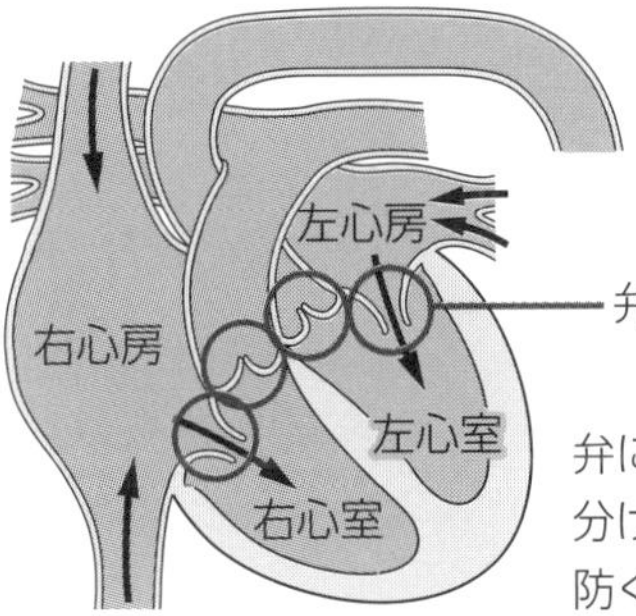

右心房と左心房を隔てる壁が心房中隔。図では血管の裏にある

弁には心臓の部屋を分け、血液の逆流を防ぐ役割がある

起こると、血液が流れにくくなり、左心房内で血栓ができやすくなります。

● **急性心筋梗塞《しんきんこうそく》、拡張型心筋症《かくちょうがたしんきんしょう》など**　心筋の働きが悪くなる病気で、とくに急性心筋梗塞は胸が強く痛み、短時間で命にかかわります。心臓の拡張・収縮に支障を来し、左心室内に血栓ができやすくなります。

● **卵円孔開存《らんえんこうかいぞん》、心房中隔欠損症《しんぼうちゅうかくけっそんしょう》**　生まれつき右心房《うしんぼう》と左心房を隔てる壁（心房中隔）に孔《あな》が開いている状態です。孔が開いていても、症状はありません。しかし、脚や骨盤内の静脈で血栓ができると、血流にのって心臓へ入り、右心房から左心房へ移動し、大動脈を通って脳血管を詰まらせやすくなります。

Q30 脳梗塞が起こりやすい時間帯はありますか？

脳梗塞は、午前中に発症することが多い傾向があります。とくに明け方から起床時に多いので、発症時に自宅にいる確率は高くなります。

脳梗塞は、血圧の変動や体内の水分不足（脱水）が引き金になって発症しやすくなります。血圧は、睡眠中に最も下がります。コレステロールなどがたまって血管が狭くなっていれば、血圧が下がると血流が滞りがちになります。また睡眠中は意外に汗をかくので、血液の水分が不足しやすい状態です。こうした状況が重なるため、明け方や起床してすぐなどに発症が多いのです。

その後の活動開始時にも多い傾向があり、家を出て駅に向かう途中など体を動かし始めたときにも、発作に見舞われる人がみられます。

ですから、**時間帯でいうと睡眠中、起床時、活動開始時が多い**といえます。ただ、あくまでも「傾向」ですので、発症の危険は常に抱えていると考えましょう。

午前中に多め

起床してすぐ、体を動かし始めたときなど、午前中に発症が多くなります。

睡眠中

就寝中は血圧が下がり、
汗をかくので
脱水が起こりやすくなる

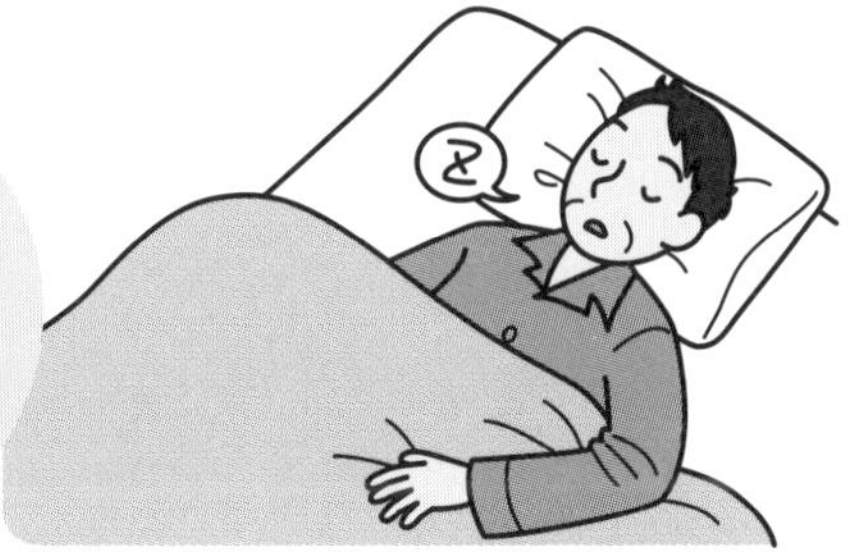

睡眠中に脳梗塞を起こしていることがある

起床時

睡眠中に発症していた
場合、起床時に気づく
ことがある

朝、急に活動し始めたときも危険

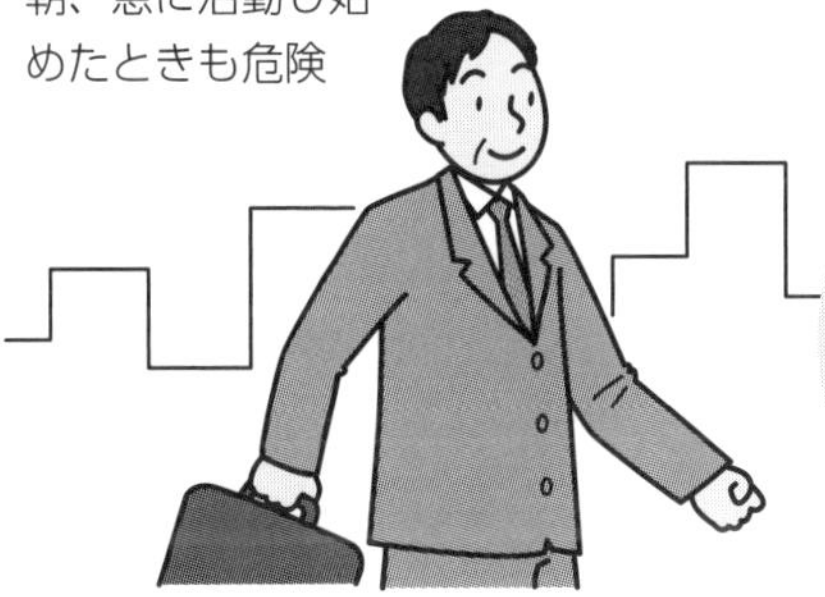

活動開始時

体を動かし始めたとき、
例えば通勤途中に突然、
発症することもある

Q31 脳梗塞が起こりやすい季節はいつですか？

「脳梗塞は冬に多い」と思っている人は多いかもしれません。これは「脳出血（↓P82）」の発症リスクを指しています。脳出血は高血圧がきっかけで、脳の血管が破れる病気です。脳卒中のひとつですが、脳梗塞とは異なります。

脳梗塞は、**冬と同じくらい夏にも多く発症します。**脱水が発症の引き金のひとつなので、夏の猛暑日など汗をたくさんかいて水分が不足しているときに起こりやすく、**「夏場の朝方」に、とくに注意が必要です。**寝る前にコップ1杯の水をとるなど、のどがかわいたと感じる前に、こまめに水分補給しましょう。

冬のお風呂場と脱衣所、夏の室内と屋外といった気温が大きく変動するときも、脳梗塞が起こる可能性があります。「ヒートショック」といって、気温とともに血圧が急激に変化することが原因です。室温や衣服を調整するなどして、予防をすることが重要です。

男女差はほぼない

70代までは男性の発症が多いものの、男女ともピークは70～80代にあり、患者数に大きな違いはありません。

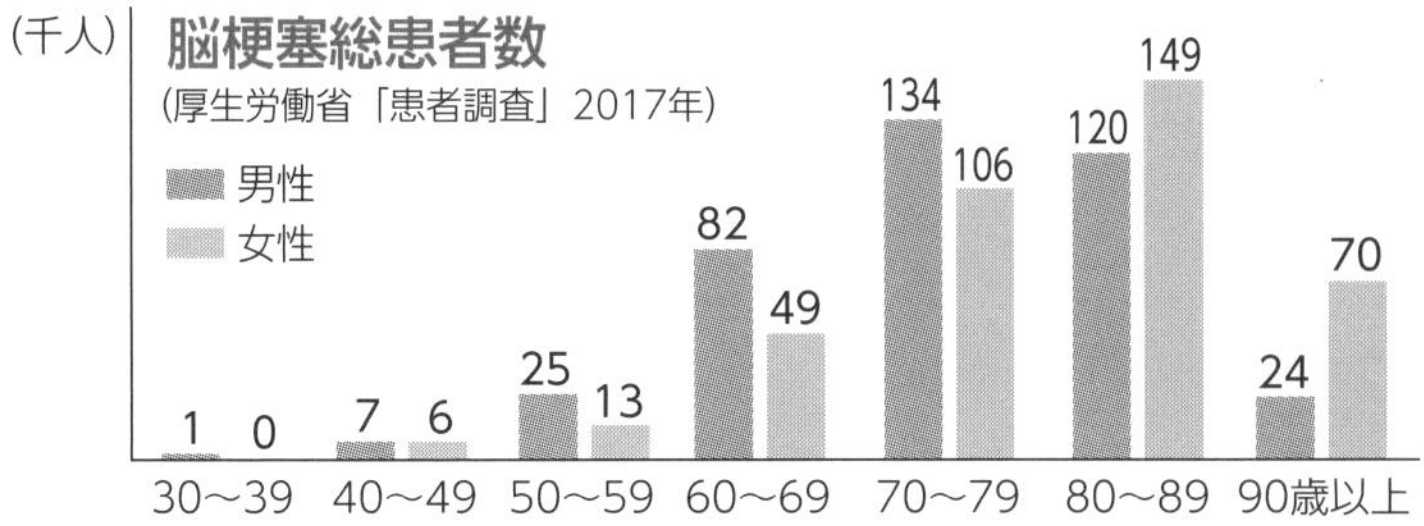
(千人)
脳梗塞総患者数
(厚生労働省「患者調査」2017年)
男性
女性
1 0
7 6
25 13
82 49
134 106
120 149
24 70
30～39
40～49
50～59
60～69
70～79
80～89
90歳以上

体験談

朝起きたときから違和感があった

ある朝、目を覚ますと右の手足に違和感がありました。なにかに押さえられているような、引っ張られるような感じです。

起きて顔を洗い、食事をしようとしたものの、右半身の動きがぎこちなく、箸もうまく持てません。じつは前日も、どことなく「おかしい感覚」があったことを思い出し、主治医に電話で相談したのです。「すぐ救急車を呼ぶように」と促され、救急病院を受診の結果、脳梗塞と診断されました。

症状は軽く、早期に治療とリハビリを始めたため、2週間ほどの入院ですみました。今は後遺症も残らず以前と同様に仕事もできています。早めに判断して本当によかったです。

Q32 脳卒中には、脳梗塞のほかに、どのような病気がありますか?

脳卒中には、脳出血とくも膜下出血などもあります。脳梗塞は血管が詰まりますが、これらは脳内の血管が破れる病気です。

● **脳出血**　脳出血は、かつて「脳溢血《のういっけつ》」と呼ばれ、脳卒中の大半を占めましたが、近年は患者数が減り、2割に満たない程度です。

脳出血は、**高血圧の状態が長く続いて、脳内の血管がもろくなり破れる病気**です。出血した血液が血腫《けっしゅ》（血のかたまり）となり、周囲の脳細胞を圧迫して大きなダメージを与えます。発症すると、めまいや嘔吐《おうと》、頭痛や意識障害などを起こします。発症しやすい年齢は脳梗塞より若く、患者さんの発症年齢のピークは男性60代後半、女性は80代前半です。

● **くも膜下出血**　脳卒中のなかで死亡率が高いのは、くも膜下出血です。**くも膜下《か》腔《くう》（左図）に張り巡らされている太い動脈から出血する病気**です。

脳出血とくも膜下出血の起こり方

脳内の血管が破れて出血する病気です。

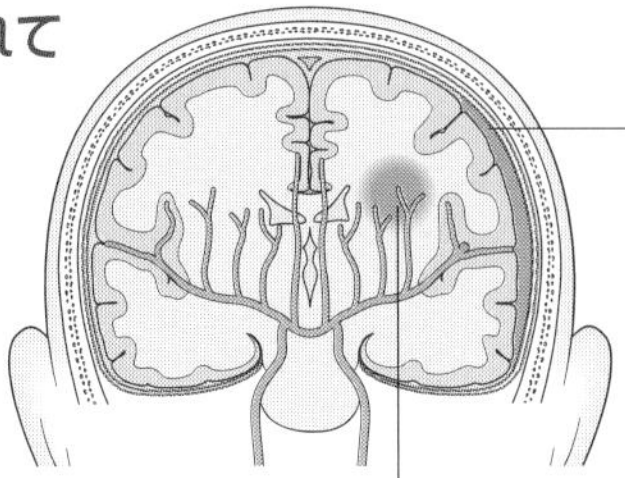
くも膜下出血が起こると、くも膜下腔に血液がたまって脳を圧迫する
脳出血は脳内出血ともいい、脳の内部の比較的細い血管から出血する

脳を前から見た図。脳は硬膜《こうまく》、くも膜、軟膜《なんまく》という３層の膜で覆われ、軟膜とくも膜のあいだの「くも膜下腔」には脳脊髄液《のうせきずいえき》が常に循環している

大量の出血により、急激に脳が圧迫されることで、呼吸停止や循環停止を引き起こし、急死につながることもあります。現在は脳卒中の5~7パーセント程度ですが、**若い年代から高齢者まで幅広い年代に起こる可能性があり**、**とくに女性の発症率は男性の約2倍高い**といわれています。

● **そのほかの脳卒中** 脳卒中には、ほかにも病気があります。患者数は少ないですが、どれも緊急の受診と治療が必要です。脳梗塞や脳出血と症状が似ていて、若い年代や子どもにも起こることがあります。

「脳動脈解離《かいり》」は40~50代に多く、**とくに日本人が多く発症する**ため、近年注目されています。脳の血管の内側に、なんらかの原因で

脳動脈解離の起こり方

脳動脈解離は、血管壁が裂けたところから血液が入り込み、血管の壁のあいだに血液がたまります。

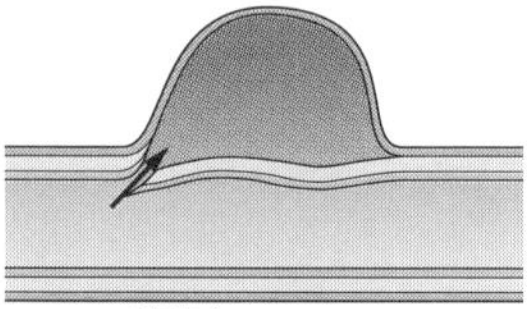

血管の内膜《ないまく》に傷がつき、そこから血管壁が裂ける

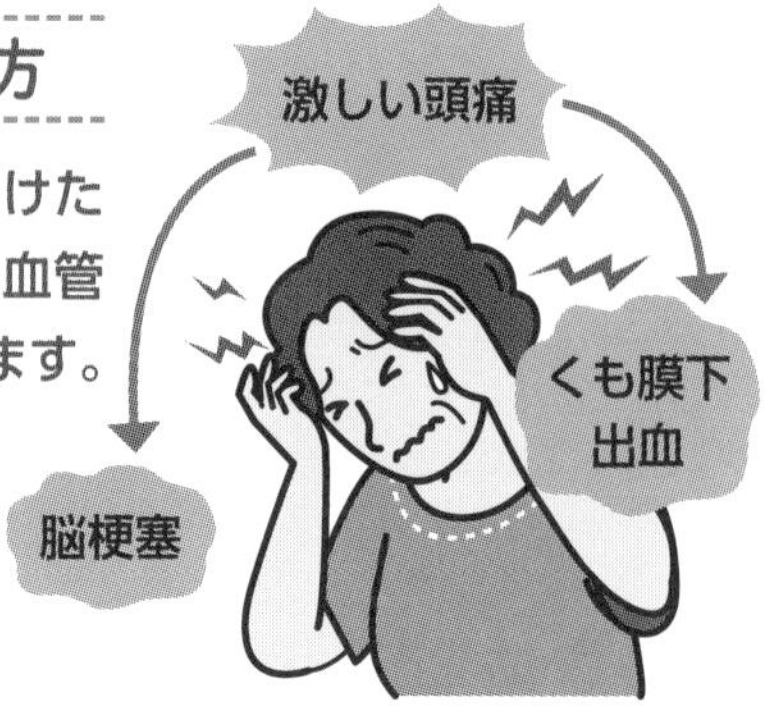

突然の強い頭痛が起こり、くも膜下出血だと意識障害が、脳梗塞だとめまいやマヒなどが起こる

亀裂が生じ、血液が血管壁に入り込んで裂けた状態になります。脳内の椎骨《ついこつ》動脈（↓P45）という太い動脈に起こりやすく、発症時に激しい頭痛を伴います。さらに脳動脈解離によって、血流が途絶えて脳梗塞を引き起こしたり、裂けた血管から出血してくも膜下出血を引き起こしたりする可能性があります。

10歳以下や30～40代にも起こるのが「**もやもや病**」で、**ウイリス動脈輪閉塞症**《どうみゃくりんへいそくしょう》ともいいます。脳細胞に張り巡らされている血管網の幹線にあたる動脈が閉塞した場合に、バイパスのような血管が、もやもやと自然につくられます。**子どもは脳梗塞、成人は脳出血を起こすことが多く**みられます。厚生労働省の特定疾患《とくていしっかん》に指定されている難病です。

3

再発を防ぐには
——急性期以降は薬と手術で治療

Q33 脳梗塞の治療の進め方を教えてください

段階別タイプ別の治療の進め方

発症 → 超急性期（24時間）→ 急性期

血栓をなくす（超急性期）
- 血栓溶解療法（→P30）　ラクナ　アテロ　心原性
- 血栓回収療法（→P34）　アテロ　心原性

脳を保護する（急性期）
- 脳保護療法（→P88）　ラクナ　アテロ　（心原性）
- 抗浮腫療法《こうふしゅ》（→P89）　アテロ　心原性

ラクナ　ラクナ梗塞　　アテロ　アテローム血栓性脳梗塞
心原性　心原性脳塞栓症《しんげんせいのうそくせんしょう》

脳梗塞の治療は、主に薬物療法です。発症から経過した時間によって4つの病期に分けられ、進めていきます。

発症から24時間までを超急性期といいます。血栓《けっせん》溶解療法や血栓回収療法で、**できるだけ早く血流を再開させます。**

発症後1～2週間までを急性期といい、生命を維持し治療効果を高めるため、全身状態の悪化を防ぎます。血圧や呼吸の管理、免疫力低下、肺炎、消化管出血などの合併症に注意しながら治療を進めます。抗浮腫療法など

脳梗塞は、タイプや病期によって必要な治療が異なります。発症後、命の危機を脱したら、再発予防に努めます。

回復期

1～2週間

血栓をつくらせない

- 抗血小板療法(→P93)
  ラクナ　アテロ
- 抗凝固療法(→P94)
  (アテロ)　心原性

動脈硬化や脳梗塞の再発を防ぐ「スタチン」という薬も使う（→P95）

維持期

3～6ヵ月

再発を予防する

- 薬物療法（→P96、99）
  ラクナ　アテロ　心原性
- 手術療法（→P102）
  アテロ
- 生活習慣病などの改善(→P128)
  ラクナ　アテロ　心原性

で**脳の障害を少なくしたり**、抗血小板《こうけっしょうばん》療法や抗凝固《こうぎょうこ》療法で**新たな血栓ができないようにしたりします。**最近、抗血小板療法は、超急性期（24時間以内）にも始められるようになっています。

2週間から3～6ヵ月くらいまでを回復期、その後は維持期（または生活期）といいます。脳梗塞は再発率が高い病気ですから、生命の危機を脱したら再発防止に努めます。回復期以降は、手術を検討する場合もありますが、何より危険因子を減らし、再発のリスクを下げることが重要です。

後遺症を最小限にするには、リハビリ（リハビリテーション）も必要です。できるだけ早くから始めます。

Q34 脳の障害を最小限にする治療法はありますか？

脳梗塞で脳細胞が死んでしまう原因は、血流が止まること以外にもあります。脳の障害を最小限に食い止める治療が必要です。

● **脳保護療法** 脳の障害を広げる原因のひとつが、活性酸素《かっせいさんそ》（フリーラジカル）です。活性酸素は、脳梗塞のときにかぎらず健康な人でも日々発生し、細胞や組織に悪影響を及ぼします。脳梗塞の発症時は、血管が詰まった場所の周囲に活性酸素が大量に発生します。活性酸素は死にかけている脳細胞を攻撃して壊死《えし》（細胞が死ぬこと）させ、脳の障害を広げます。軽症の場合を除いた**すべてのタイプの脳梗塞で「脳保護療法」をおこない、活性酸素の働きを抑えます。**

脳保護療法では、「エダラボン」という点滴薬が、超急性期に多く用いられます。発症後24時間以内に使うと、後遺症を軽くする可能性が高くなります。ただし腎臓《じんぞう》の病気がある人は、腎機能が急激に低下する危険性があるため使えません。

●抗《こう》浮《ふ》腫《しゅ》療法　脳のむくみを防ぐ急性期の治療法で、ラクナ梗塞以外の脳梗塞が対象です。梗塞範囲が広いと、ほとんどの場合、脳がむくんできます。頭蓋骨《ずがいこつ》内で脳がむくむと正常な脳細胞や血管が圧迫され、症状が悪化します。「脳ヘルニア」が起こると生命にかかわります。

むくみは、脳の組織にたまる余分な水分が原因です。「グリセロール」や「D-マンニトール」という、不要な水分を排出する点滴薬を使います。心臓に負担がかかるので、心臓病のある人や高齢の人は治療可能か慎重に判断されます。副作用として、腎機能が急に低下したり脱水を起こしたりすることがあります。

▼脳のむくみとは

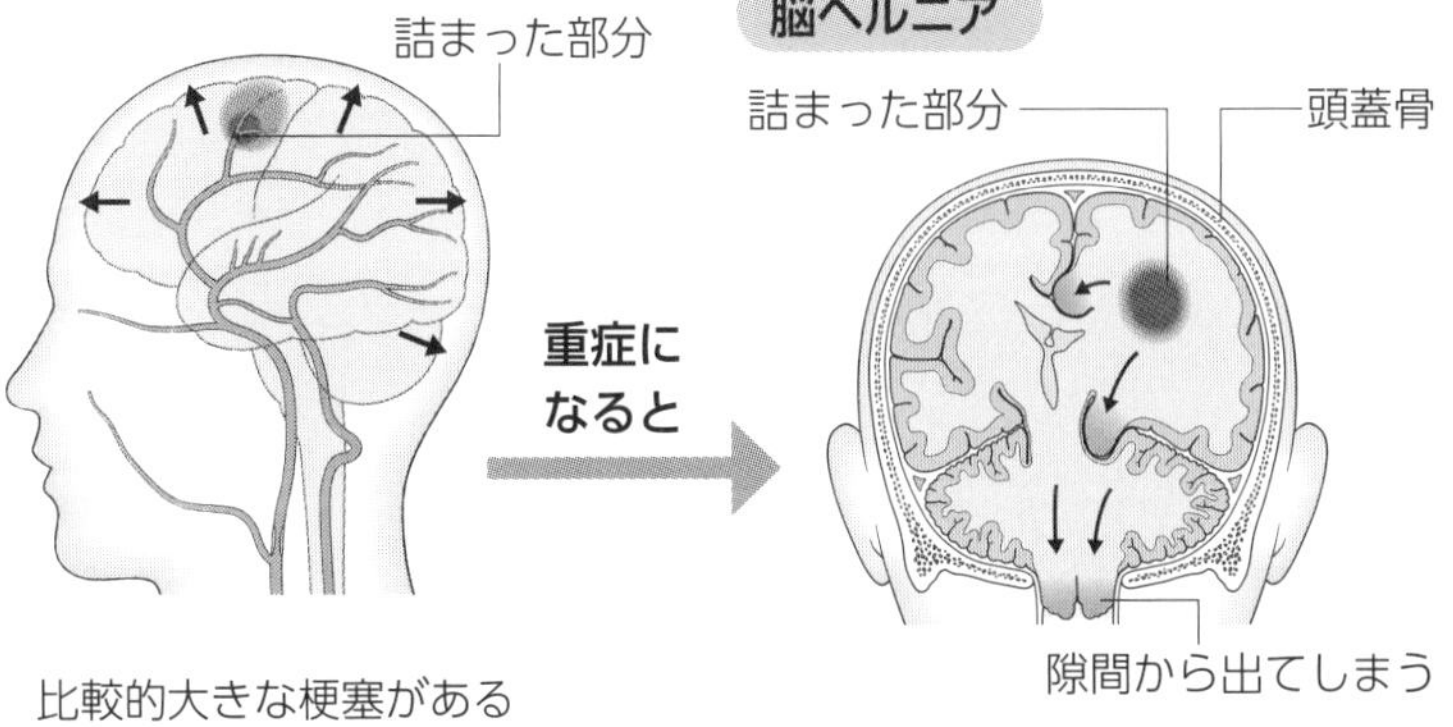
詰まった部分
重症になると
脳ヘルニア
詰まった部分
頭蓋骨
隙間から出てしまう

比較的大きな梗塞があると、発症後1～2日で脳がむくんできて、脳全体が圧迫される

脳が頭蓋内の容量以上にふくらむと、逃げ場のない脳組織は強く圧迫され、わずかな隙間に脳組織が飛び出す

Q35 脳梗塞の再発率はどれくらいですか？

脳梗塞は再発が多い病気です。時間がたつにつれて再発率が高くなる傾向があり、**発症後10年以内に約半数が再発している**というデータもあります。脳梗塞のタイプごとに再発率を研究した結果では、**とくにアテローム血栓性《けっせんせい》脳梗塞と心原性脳塞栓症《しんげんせいのうそくせんしょう》で、再発率が高くなっています。**

再発時は、初回と同じタイプの脳梗塞を起こすことが多いのも特徴です。しかし脳梗塞のタイプは同じでも、再発時は別の血管が詰まることが多いので、症状は、前回と違うことがほとんどです。再度FAST《ファスト》（↓P10）でチェックしましょう。再発によって脳細胞が死んでしまう部位が広がるため、障害が広範囲におよび、症状が初回よりも悪化しやすくなります。

脳梗塞を発症した人は、再発しやすい体質といえます。動脈硬化は加齢とともに進むので、薬の服用と生活習慣の改善を生涯続けることが重要です。

Q36 再発予防のために、どのような治療が必要ですか？

再発を防ぐためには血栓《けっせん》をつくらないようにすることが重要です。 超急性期や急性期から血栓を防ぐ薬の服用を続けますが、回復期以降は薬が変更されることもあります。血栓を防ぐ薬は、脳梗塞のタイプや原因になる病気に応じて選ばれ、基本的に生涯服用を続けます。脳梗塞や動脈硬化を防ぐスタチンも使います。

薬での治療のほか、再発予防の手術が有効な人もいます。 高血圧などの治療として、生活習慣の改善はすべてのタイプで必要です。

再発を防ぐ治療法

急性期に引き続き、抗血栓療法が柱です。

薬物療法

- 抗血栓療法
  - 抗血小板療法《こうけっしょうばん》（→ P93）
    ラクナ　アテロ
  - 抗凝固療法《こうぎょうこ》（→ P94）
    心原性
- スタチン（→ P95）
  ラクナ　アテロ　心原性

手術療法（→P102）

アテロ

生活習慣の改善（→P128）

ラクナ　アテロ　心原性

ラクナ　ラクナ梗塞
アテロ　アテローム血栓性脳梗塞
心原性　心原性脳塞栓症《しんげんせいのうそくせんしょう》

Q37 抗血栓療法とは、どのような治療法ですか？

脳梗塞の発症時は、とくに血液がかたまりやすい状態です。**血栓《けっせん》が大きくなったり新しい血栓ができたりしないように、「抗血栓療法」が必要です。**

発症から48時間以内に抗血栓療法を始めると、病状の悪化や再発を抑えることが期待できます。また、脳梗塞は急性期以降も再発する可能性があるので、**抗血栓療法は生涯続けるのが原則です。**

抗血栓療法には「抗血小板《こうけっしょうばん》療法」と「抗凝《こうぎょう》固《こ》療法」があり、脳梗塞のタイプに応じてど

抗血栓療法

脳梗塞のタイプによって、どの抗血栓療法をおこなうかが違います。

抗血小板療法	抗凝固療法
ラクナ梗塞	心原性脳塞栓症
アテローム血栓性脳梗塞	

心原性脳塞栓症《しんげんせいのうそくせんしょう》は抗凝固療法で、それ以外は主に抗血小板療法。アテローム血栓性脳梗塞の重症では、抗凝固療法をおこなうことも

ちらかが選ばれます。

● **抗血小板療法**　ラクナ梗塞（→P46）やアテローム血栓性脳梗塞（→P48）が対象です。ラクナ梗塞では、血小板が集まりにくくなると血流がスムーズになります。アテローム血栓性脳梗塞では多くの場合、血小板が集まって血栓となります。そのため「抗血小板薬」といって、血小板が集まる（凝集《ぎょうしゅう》する）働きを抑えたり、血流を改善して血栓の形成を防いだりする作用のある薬を使います。これを「抗血小板療法」といいます。

かつて超急性期や急性期のあいだは点滴薬が使われていましたが、**現在はのみ薬を使うのが主流です**。抗血小板薬には4種類があり（→P96）、タイプに応じて使い方が決まっています。

ラクナ梗塞の多くは、抗血小板薬を1種類使います。

▼血小板とは

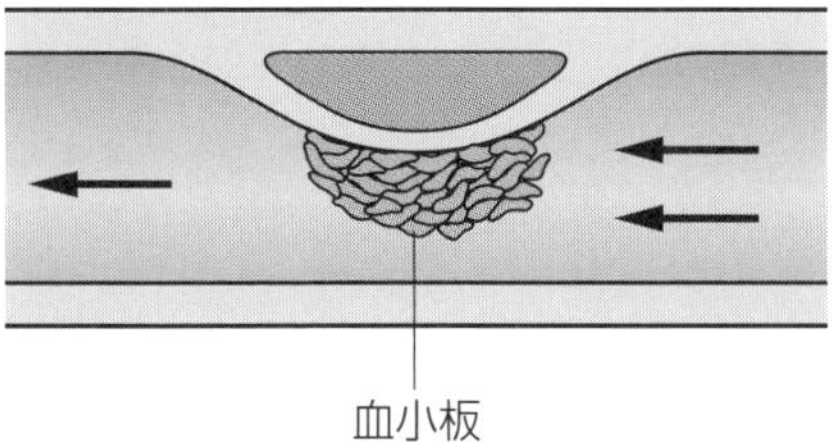

血液に含まれる、血球《けっきゅう》成分のひとつで、出血を止める機能をもつ。体の中や内臓に傷ができても、血小板が集まって傷口をふさぐ。本来、悪役ではない

アテローム血栓性脳梗塞は、とくに24時間～1ヵ月以内に再発することが多いため、急性期には2種類の抗血小板薬を併用して血栓を強力に防ぎます。重症の場合やのみ薬が内服できない場合は、注射薬である抗凝固薬のアルガトロバンが急性期の1～2週間使われます。急性期以降、のみ薬が内服できるようになったら、抗血小板薬に変更されます。

抗凝固療法

主に心原性脳塞栓症（→P50）が対象で、不整脈の「心房細動《しんぼうさいどう》（→P74）」がある場合におこなわれます。心原性脳塞栓症の多くは、心房細動によって心臓内の血液がよどんだ場所に血栓ができて起こります。そうした血栓のほとんどは、血液中の凝固因子が働いてできた「フィブリン」によって固められています。

心房細動による血栓を防ぐためには、「抗凝固薬」といって、凝固因子《ぎょうこいんし》の働きを抑制し、フィブリンの形成を防ぐ作用のある薬が必要です。抗凝固薬を使った治療法を「抗凝固療法」といいます。

抗凝固薬には点滴もありますが、**心原性脳塞栓症で心房細動がある場合は、のみ薬のDOAC《ドアック》**（直接経口《けいこう》抗凝固薬→P99）**という種類を使うのが現在の主流です。**多くは発症から3日以降に始めますが、心原性脳塞栓症が重症の場合は発症後2週間くらいから始めます。

塞栓源《そくせんげん》不明の脳塞栓症（ESUS《イーサス》→P45）では、まず抗血小板薬を使い抗血小板療法をおこないます。心電図検査などで心房細動が見つかったら、心原性脳塞栓症と同じように抗凝固薬を使う抗凝固療法へ変更されます。

● **そのほかの治療法**　抗血栓療法ではありませんが、「**スタチン**（製品名：クレストールなど）」という薬も多く使われています。LDLコレステロール値を改善する作用があります。**近年、脳梗塞の発症後早くからスタチンを使うことで、動脈硬化の悪化防止と脳梗塞の再発予防に役立つことがわかり、急性期から使われています。**

まれですが重大な副作用として、「横紋筋融解症《おうもんきんゆうかいしょう》」「肝機能障害」があります。手足・肩・腰などの筋肉痛、手足のしびれ、全身のだるさ、赤褐色《せきかっしょく》の尿、食欲不振、発熱、黄疸《おうだん》（皮膚や目の白い部分が黄色くなる）などが現れたら急いで受診しましょう。

▼フィブリンとは

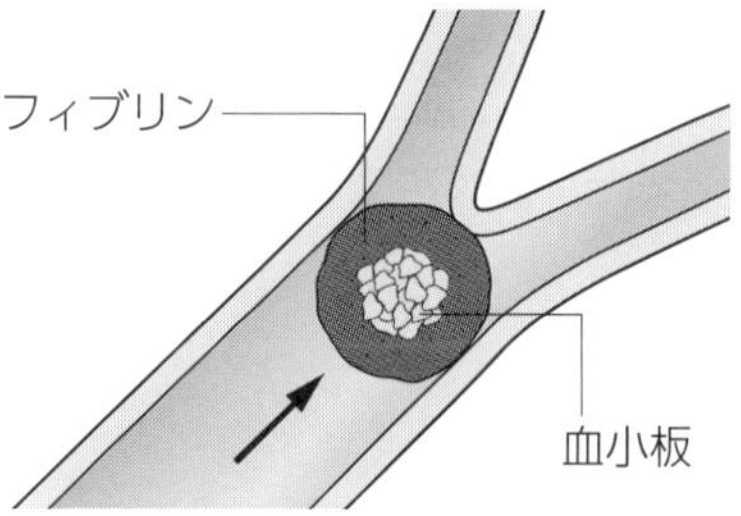

フィブリンは、血小板の集まりを固める糊《のり》のように働き、血栓を溶けにくくする。フィブリンをつくるのが凝固因子

Q38 抗血小板薬には、どのような種類がありますか？

抗血小板薬《こうけっしょうばんやく》は、抗血小板療法で使われる薬です（↓P93）。脳梗塞の再発を防ぐために、血小板の働きを抑えて、血栓《けっせん》ができるのを防いだり血流をよくしたりする作用があります。

抗血小板薬を使うのは、アテローム血栓性脳梗塞とラクナ梗塞です。超急性期から使いますが、回復期では薬が変わることがあります。抗血小板薬には現在4種類の薬があり、特徴が異なります。2種類以上の薬が処方されることもあります。3種類以上使うと、副作用である出血しやすさ・出血の止まりにくさが悪化する危険があるので、通常は1種類または2種類を使います。

● **アスピリン**（製品名：バイアスピリンなど）　1日1回服用します。抗血小板薬のなかで、**最もよく使われる薬**です。単独、またはほかの薬といっしょに使われます。副作用は胃痛など消化器症状のほか、消化管から出血しやすくなることや、気管支《きかんし》喘息《ぜんそく》がある人は発作を起こしやすくなることもあります。ラクナ梗塞では脳出血の発症リスクが高まるので、血圧コントロールが必須です。

アスピリンは、解熱鎮痛薬としても市販されています。しかし、解熱鎮痛薬として使う場合と抗血小板薬として使う場合とでは用量や成分が異なるため、市販薬を代用にすることはできません。解熱鎮痛薬として使いたい場合は、医師に市販薬を常用していることを伝え、相談しましょう。

● **シロスタゾール**（製品名：プレタールなど） 1日2回服用します。抗血小板薬としての作用は強くないのですが、**動脈硬化を抑える作用や血流を改善する作用もあるため、回復期以降の長期投与に適しています。**単独、またはアスピリンなどと併用して使われます。アスピリンと異なり、ラクナ梗塞でも脳出血のリスクを高めません。頭痛と頻脈《ひんみゃく》（脈が速くなること）の副作用があるため、慢性頭痛や不整脈のある人は医師に必ず報告しましょう。

● **クロピドグレル**（製品名：プラビックス） 1日1回服用します。**アテローム血栓性脳梗塞でよく使われる薬です。急性期はアスピリンと併用して使われ、回復期以降は単独で使われることが多いですが、最近はシロスタゾールと併用されることも増え**

ています。血小板の働きを抑える作用がアスピリンよりも強く、効果が高いと認められています。重い副作用として肝機能障害、血栓性血小板減少性紫斑病《しはんびょう》（ＴＴＰ《ティーティーピー》）などがありますが、発生は非常にまれで、安全性が高いため、国際的にはアスピリンと並んで広く使われます。

●チクロピジン（製品名：パナルジンなど）　1日2回服用します。クロピドグレルと同様に、効果の高さが知られています。まれですがクロピドグレルと同じ重い副作用があり、発生がクロピドグレルより多いので、最近はあまり使われません。

●タイプ別の抗血小板薬の選ばれ方　抗血小板薬は、主にタイプや重症度に応じて、使われる薬が選ばれます。

ラクナ梗塞の多くは、急性期以降、アスピリン、シロスタゾール、クロピドグレルのいずれかを単独で使います。

アテローム血栓性脳梗塞の急性期では、基本的にアスピリンとクロピドグレルを併用し、重症の場合は注射薬のアルガトロバンという抗凝固薬を使います（↓Ｐ94）。回復期以降は、アスピリンかクロピドグレルを単独で使うか、これらのどちらかとシロスタゾールを併用することもあります。

Q39 抗凝固薬には、どのような種類がありますか？

抗凝固薬《こうぎょうこやく》は、主に心原性脳塞栓症《しんげんせいのうそくせんしょう》で使われる薬です。**「DOAC《ドアック》（直接経口《けいこう》抗凝固薬）」と「ワルファリン（→P100）」という2種類に大きく分けられます。**かつてはワルファリンのほうがよく使われましたが、食べ物の制限などが多く、使用量の調節も必要なので、近年はＤＯＡＣを使うのが主流です。

抗凝固薬の副作用として、出血しやすさや出血の止まりにくさがあります。転倒などしないようケガの予防に努めましょう。胃潰瘍《いかいよう》などの出血を伴う病気がある人は、服用前に医師に伝えてください。また歯科治療の抜歯《ばっし》などを受ける際には、一時的に休薬するなどの対応が必要なので、事前に医師と歯科医師に申し出ましょう。

● **DOAC** 急性期から使える薬です。脳梗塞を予防する効果はワルファリンと同じですが、脳出血など出血による合併症が少なく、食べ物などで効果が左右されないので、退院してからも長く使いやすい薬です。次の４つのなかから１つが選ばれますが、基本的に4つの薬の有効性や副作用に大きな差異はありません。

ダビガトラン（製品名：プラザキサ）……1日2回服用。ワルファリンより効果が高いことがわかっている

エドキサバン（製品名：リクシアナ）……1日1回服用。併用できない薬がなく、比較的使いやすい

リバーロキサバン（製品名：イグザレルト）……1日1回服用。胃などの消化器から出血しやすいので、潰瘍などのある人は使えない

アピキサバン（製品名：エリキュース）……1日2回服用。出血などの合併症が少なく、併用できない薬がないため、長く使いやすい

DOACは腎臓《じんぞう》に負担をかけるため、腎臓病があると使えない場合もあり、使用中は定期的に血液検査を受けて、腎機能を調べる必要があります。まれに副作用として、胃や腸の不快感が現れることもあります。一方、ワルファリンに比べて脳出血が起こる可能性は低くなっています。

● **ワルファリン**（製品名：ワーファリンなど）　歴史のある薬ですが、使用量の調整が難しく、**受診のたびに血液検査をしながら薬を調整**してもらいます。いっしょにの

むと効果に影響を及ぼす薬が多く、**のみ合わせを医師や薬剤師にチェックしてもらう**必要があります。副作用として肝機能障害が現れることがあります。だるさや食欲不振、吐き気、発熱、黄疸《おうだん》（皮膚や目の白い部分が黄色くなる）などが現れたら、必ず医師に伝えてください。

また、食事でビタミンKを多くとると薬の働きが弱くなるため、納豆をはじめ、左記のような食べ物に注意が必要です。

▼ビタミンKの多い食べ物

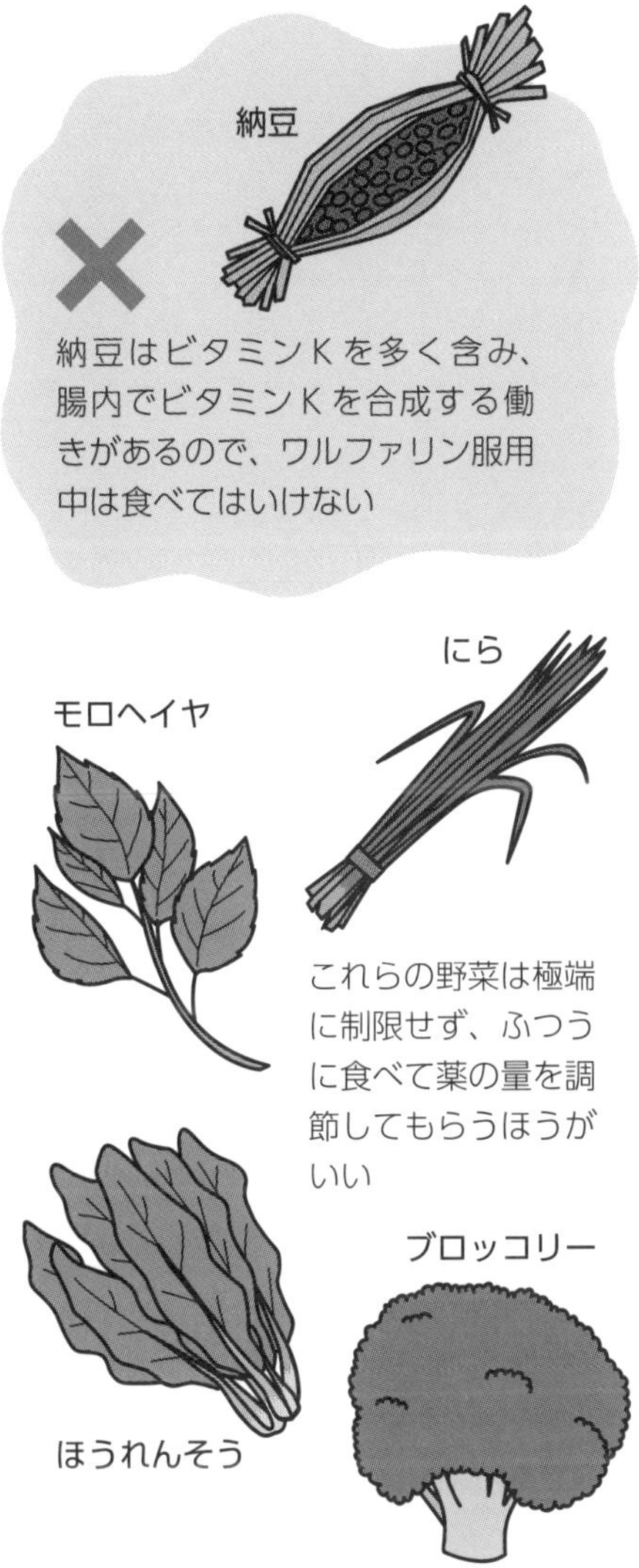
納豆
納豆はビタミンKを多く含み、腸内でビタミンKを合成する働きがあるので、ワルファリン服用中は食べてはいけない
にら
モロヘイヤ
これらの野菜は極端に制限せず、ふつうに食べて薬の量を調節してもらうほうがいい
ブロッコリー
ほうれんそう

Q40 外科手術は再発予防に有効ですか？

脳梗塞の再発予防には、外科手術が有効な人もいます。頸動脈《けいどうみゃく》（首の血管）が狭くなっている場合には、「頸動脈内膜剥離術《ないまくはくりじゅつ》（CEA《シーイーエー》）」が検討されます。

主な対象は、回復期以降の後遺症が比較的軽く首の血管の狭窄《きょうさく》が70パーセント以上の場合、TIA《ティーアイエー》（一過性脳虚血発作《いっかせいのうきょけつほっさ》➡P18）を起こして首の血管の狭窄が70パーセント以上の場合、症状はなく首の血管に高度な狭窄がある場合です。手術前に、脳のCT検査やMRI検査、首の血管の超音波検査やMRA検査などを受けて、手術の必要性や手術が可能かどうかを検討し、麻酔ができるかも検査します。

外科手術は再発予防に高い効果がある反面、体への負担が大きく、だれでも受けられるものではありません。80歳以上、この手術を受けたことがある人、心臓に合併症がある人、頭頸部《とうけいぶ》の放射線治療を受けたことがある人、両側の首の血管に高度狭窄がある人は対象外です。別の方法（➡P104）や薬での治療がベターな場合もあります。

頸動脈内膜剝離術の進め方

頸動脈を切り開き、狭くなっている部分のアテロームを取り除いて、内腔を広げます。手術には2時間ほどかかります。

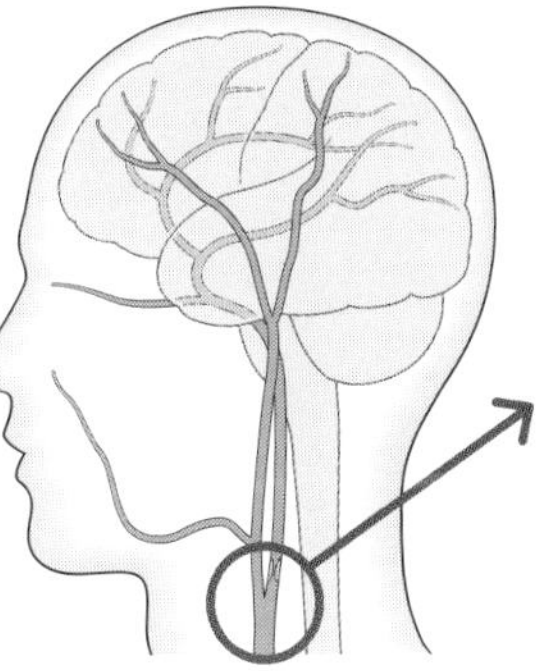

頸動脈が2つに分かれるあたりには、動脈硬化が比較的多く生じる

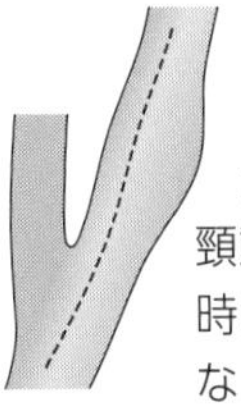

全身麻酔をし、頸動脈の血流を一時的に遮断。狭くなっている部分の血管を切り開く

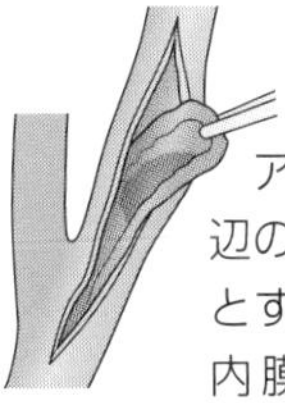

アテロームや周辺の血栓を削ぎ落とす。厚くなった内膜を一周剝《は》がし、内腔《ないくう》を広げる

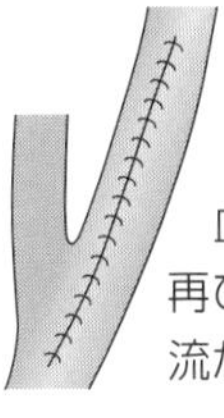

血管を縫い合わせ、再び血液を流すと、血流が正常に確保される

▼起こりうる合併症

下記の合併症が起こる可能性がある。設備の整った医療機関で経験豊富な医師の手術を受けよう

■ **脳梗塞**

手術中、まれに脳への血流不足や、血栓が紛れ込んで、梗塞を起こす

■ **手術後の急激な血流増加(過《か》灌流症候群《かんりゅうしょうこうぐん》)**

頭痛、けいれん、意識障害などが起こる

■ **脳神経損傷**

手術で神経が傷つき、声がかれ、飲食物が飲み込みにくくなることも。半年ほどで自然に回復する

■ **出血**

傷口が開いて、再手術が必要になることもある

Q41 外科手術以外にカテーテル治療もありますか?

外科手術以外に「頸動脈《けいどうみゃく》ステント留置術《りゅうちじゅつ》（ＣＡＳ《キャス》）」もあります。**血管内にカテーテルという細い管を頸動脈（首の血管）の狭窄《きょうさく》部分まで通し、ステントという金属製の筒を留置することで血管を拡張させる治療法**です。患部を切開することなく、局所麻酔で治療ができるため、患者さんの体への負担は軽くすみます。

この治療を検討するのは、首の血管に60パーセント以上の狭窄があり再発のリスクが高い人、呼吸器や心臓の合併症があり外科手術（→Ｐ102）の負担が大きすぎる人、首の血管の狭窄の位置や術後などで外科手術が困難な人などです。**外科手術が難しい人には、外科手術と同等の治療効果や安全性が証明されていますが**、外科手術が可能な人への長期的な効果などは、まだ十分な根拠がありません。

術後は定期的な検査が必要です。症状がなくても最低1年に1回、主治医の指示どおりに検査を受けます。ＭＲＩ、ＭＲＡ、超音波検査は必ず受けたい検査です。

頸動脈ステント留置術の進め方

頸動脈の狭くなった部分に、ステントを挿入し、血管を広げます。手術は 1 ～ 2 時間程度です。

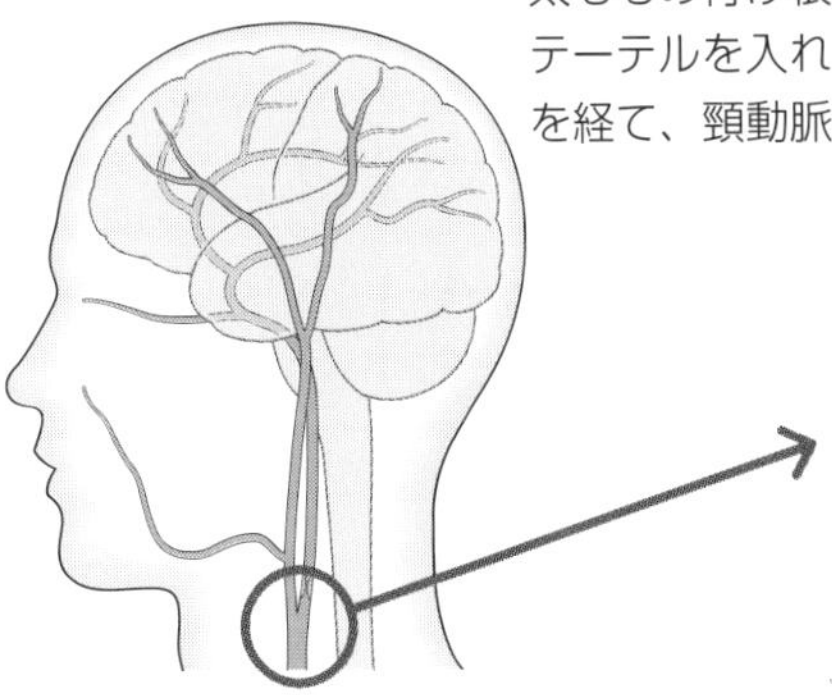
太ももの付け根の動脈からカテーテルを入れ、心臓のわきを経て、頸動脈まで挿入する

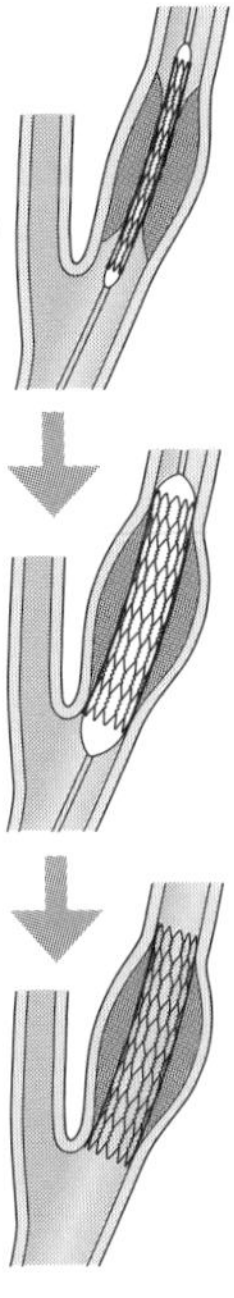
頸動脈の狭くなった部分まで、畳んだステントとバルーン（風船）の付いたカテーテルを挿入する
バルーンをふくらませてステントを広げる。狭窄部が広がり血流を確保
ステントを残して、バルーンやカテーテルを太ももの動脈から回収する

▼起こりうる合併症

手術と同様に、合併症は起こりうる。設備の整った医療機関で経験豊富な医師の治療を受けて

■ 脳梗塞

治療中に、まれに動脈硬化のかけらや血栓が流れて、梗塞を起こす

■ 手術後の急激な血流増加（過《か》灌流症候群《かんりゅうしょうこうぐん》）

頭痛、けいれん、意識障害などがみられる

■ 再狭窄

治療した部位が、再度狭窄することがある

■ そのほか

心臓などの合併症の悪化、一時的な血圧低下や心拍の変化がある

Q42 手術を受けたら、薬をのまなくてもよいですか？

再発予防の手術後は、再発の可能性が術前より低くなりますが、ゼロになるわけではありません。**外科手術やカテーテル治療を受けたあとも、再発予防の薬の服用は必要です。**定期的に通院して検査を受け、生活習慣病のコントロール状態や再発の兆候はないかといったことも確認してもらう必要があります。

とくにカテーテル治療を受けた場合、血管の動脈硬化が残っていることと、ステントという体にとっての異物を入れたことから、治療後しばらくは血栓《けっせん》ができやすい状態です。カテーテル治療のあとは、脳梗塞の急性期と同じように抗血小板薬《こうけっしょうばんやく》を2つ使って、血栓を強力に防ぎます。首の血管（頸動脈《けいどうみゃく》）の状態が安定してきたと判断されたら、薬が減ったり変更されたりしますが、基本的に生涯のみ続けます。

Q43 薬は、いつまでのみ続けるのですか？

抗血小板薬《こうけっしょうばんやく》や抗凝固薬《こうぎょうこやく》、スタチンといった再発を予防する薬は、基本的に生涯、毎日服用を続けなくてはいけません。薬の効き具合や副作用の強さも、自分の体調によって変わることがあります。異変が出た場合は、医師に伝えます。とくに抗凝固薬は使用量の調節が難しい薬で、定期的に血液検査を受けながら治療を続けます。

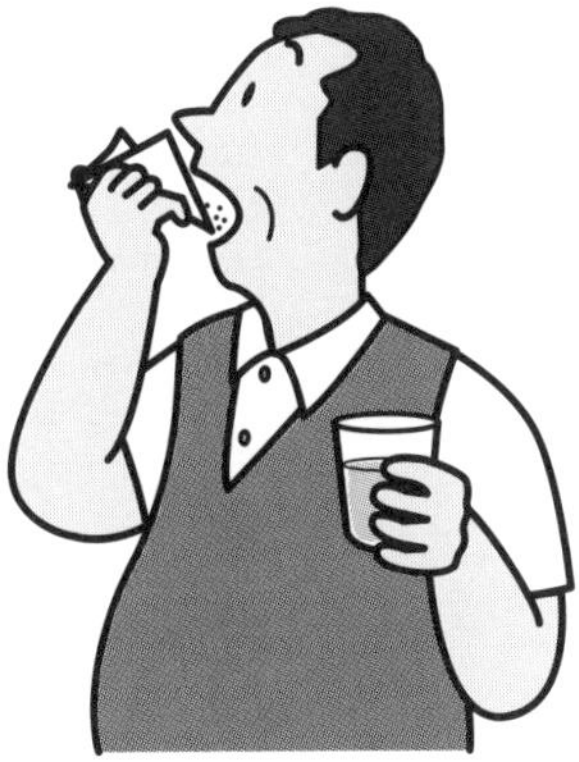

薬はずっと
のみ続ける覚悟を

再発予防の治療が進歩したため、脳梗塞の再発率は昔に比べて下がっています。しかし薬をのまなければ、再発しやすいことには変わりありません。脳梗塞を発症した人は、再発しやすい体質であることを理解し、治療を続けるようにしましょう。

Q44 脳梗塞後の療養中に、気をつけることはありますか？

脳梗塞の発症後は、**誤嚥性肺炎《ごえんせいはいえん》**が起こりやすくなります。脳梗塞の影響による神経障害で、患者さんは飲み込む（嚥下《えんげ》）機能やせきをする機能が弱くなります。そこへ唾液《だえき》や逆流した胃液が誤って気管に入ることで、肺炎が起こりやすくなるのです。

尿路感染症も起こりやすくなります。安静時は、膀胱《ぼうこう》にカテーテルを入れて排尿を管理することがあり、膀胱に細菌などが入りやすくなるのです。また、長時間動かずにいると脚の血管に血栓ができやすく、血栓が血流にのって肺の血管を詰まらせることもあります。いわゆる**エコノミークラス症候群**で、正式には深部静脈血栓症《しんぶじょうみゃくけっせんしょう》や肺塞《はいそく》栓症《せんしょう》といいます。

これらの病気は、横になっていると起こりやすくなります。発症後早期にリハビリを開始し（→P120）、機能の維持回復や誤嚥性肺炎などを予防します。医師の許可が出たら、リハビリに努めましょう。

4

リハビリの進め方
——入院中だけでなく退院後も

Q45 後遺症でよく現れるものは何ですか？

最も多くみられる後遺症は運動障害です。左脳《さのう》か右脳《うのう》か、**梗塞が起こった脳の反対側の手足に現れる「片《かた》マヒ」の症状です。**大脳から伸びている運動神経は脳幹部《のうかんぶ》あたりで左右に交差し、右半身は左脳、左半身は右脳が支配しています。そのため脳梗塞を起こした部位とは反対側に症状が現れるのです。

片マヒといっても、手足がまったく動かない重症のケースから、筋肉が突っ張った感じが残る程度まで、それぞれに程度は異なります。**マヒがある側は腕や足を動かし**

▼運動障害とは

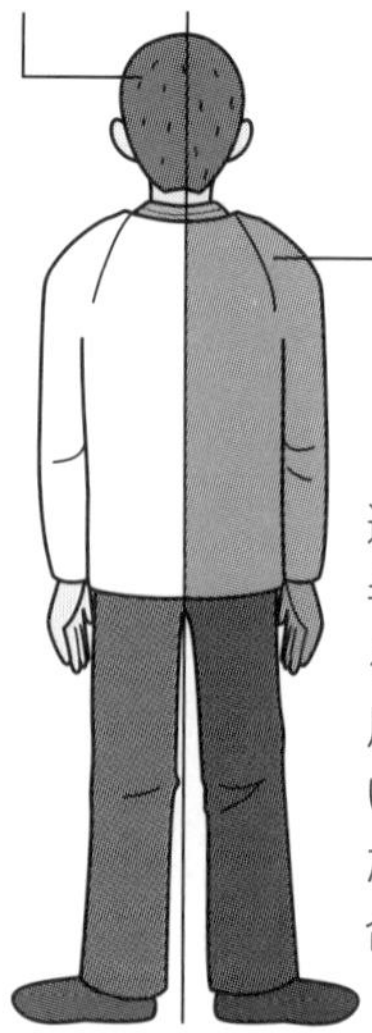

運動障害は、片側半身にマヒが起こる「片マヒ」ほか、片方の腕だけあるいは脚だけといった「単マヒ」の場合もある

にくいため、筋力が低下していきます。

ほかにも、脳は本来、前頭葉《ぜんとうよう》、側頭葉《そくとうよう》などの部位によって機能に役割分担があり、ダメージを受けた部位や大きさによって、異なる症状が現れます。**後遺症はひとつに限らず、複数が同時に起こる場合もあり、**患者さんの日常生活は不便になります。

▼運動障害以外に現れやすい神経症状

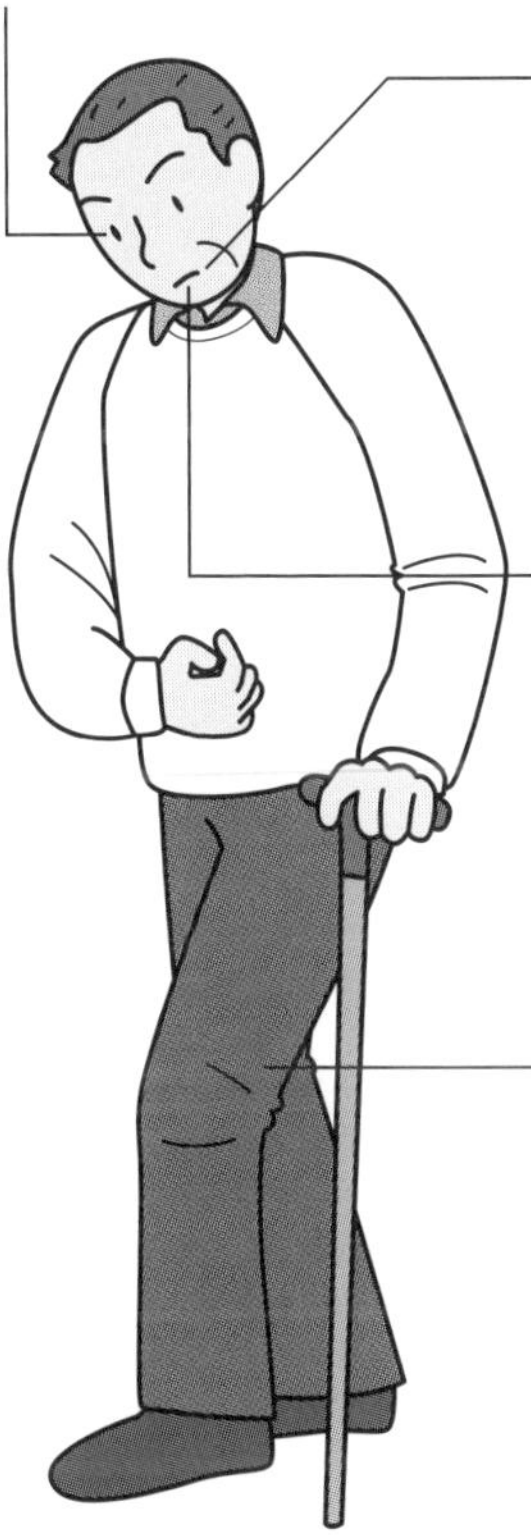
視野障害
視野が狭くなる、半分欠ける、見えない部分ができる、物が二重に見えるなど
嚥下障害《えんげしょうがい》
食べ物や飲み物をうまく飲み込めない障害。飲食物や唾液《だえき》が気道に入って肺炎を起こすおそれがある
言語障害
口にマヒが起こり、うまく話せなくなったり、言語中枢が損傷して言語全般に障害が現れたりする
しびれ、痛み
しびれや痛みが出ると日常生活に苦痛を伴う。また、熱さや冷たさ、痛みを感じにくくなることも
その他
めまい、ふらつき、急に出現する記憶障害や認知症など

Q46 高次脳機能障害とは何ですか？

脳梗塞では、知的活動や精神活動などの高いレベル（高次）の脳機能が障害されることがあります。「高次《こうじ》脳機能《のうきのう》障害《しょうがい》」といい、言葉の障害、行為の障害、認知の障害、記憶の障害などが現れます。**認識や思考、判断や注意、当たり前にできていたことができなくなるなど、人として生きていくために必要な統合的機能（高次脳機能）が障害された状態です。**

▼高次脳機能とは

高次脳機能		思考、判断、注意、創造、意欲、感情など人間ならではの機能
基本の身体機能	摂食・嚥下《えんげ》	ものを飲食し、飲み込む
	運動・姿勢	体を動かし、姿勢を保つ
	感覚・覚醒《かくせい》	五感で感じ、目を覚まして起きている
	呼吸・循環	呼吸し、心臓を動かす

基本の身体機能の障害は生命の維持にかかわるため、リハビリを先に進める

高次脳が障害されると、意欲がなくなったり、会話ができず人間関係に支障を来したりして、人生そのものに影響を及ぼすことがあります。穏やかだった人が攻撃的に

なるなど、人によっては以前と性格が変わるケースもあります。マヒのように目に見える後遺症ではないため、家族など周囲の人は「なにかおかしい」ととまどうこともあるでしょう。本人には自覚がなく、周囲の人が先に気づくこともあります。

▼高次脳機能障害の主な症状

失認《しつにん》　物や場所など、知っているはずのものがわからない、空間の半分を認識できず歩行中にぶつかるなど

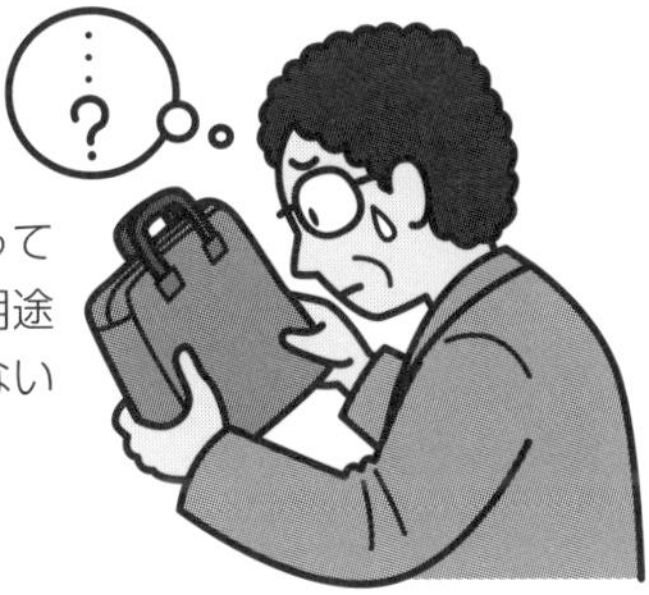

自分が持っている物の用途がわからない

失語《しつご》

適切な単語を選んで話す、字を書く・読むなど、言葉の理解や表現ができなくなる

失行《しっこう》

ボタンかけや財布の開閉、衣服の着脱など、簡単な日常の動作が難しくなる

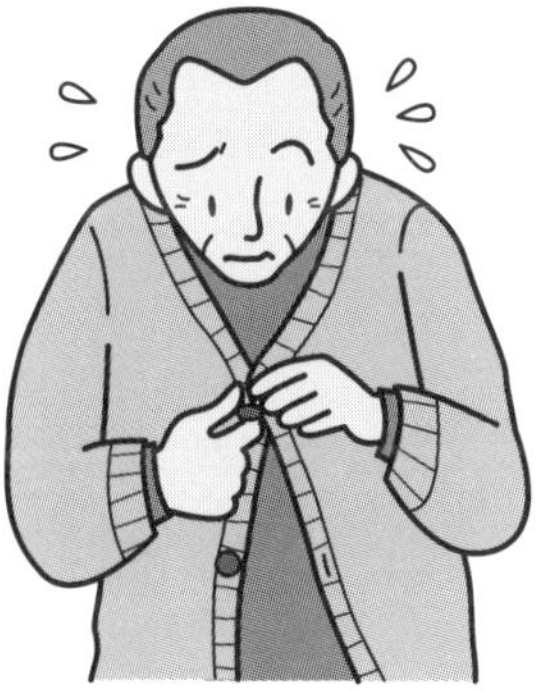

マヒやしびれなどはないのに、ボタンがかけられない

記憶障害

人の顔も名前も思い出せない、新しいことが覚えられないなど、記憶と学習が困難になる

Q47 脳梗塞のリハビリの目的とは何ですか？

リハビリの目的は、ADL《エーディーエル》（日常生活動作）を回復させ、QOL《キューオーエル》（生活の質）を上げ、患者さんの社会復帰を促すことです。後遺症の程度にもよりますが、発症早期の急性期からリハビリを始めることが、より効果を高めます。

脳梗塞は、発症後1年以内の死亡率は約2割です。生存者のうち約7割はリハビリによって機能回復したことにより、自分の身のまわりのことができるようになります。片《かた》マヒがあったとしても、リハビリによって、マヒしていないほうの手足や体幹《たいかん》部《ぶ》の筋力が維持されることとなり、マヒしたほうの関節はしだいにスムーズに動くようになってきて、歩けるようになります。

機能回復と維持を目的とするリハビリは、脳梗塞の後遺症と今後の日常生活に大きな影響を及ぼします。再発予防や回復の程度は、リハビリに取り組む患者さんしだいといってもいいでしょう。

リハビリの目的と計画

リハビリの前に、検査を受けます。患者さんの全身状態から ADL を調べ、計画が立てられます。

▼リハビリの目的

急性期 → **回復期** → **維持期**

- **急性期**：寝たきり予防（廃《はい》用症候群《ようしょうこうぐん》の予防）、感染症予防
- **回復期**：機能回復、機能維持
- **維持期**：ADL の向上、社会復帰

廃用症候群とは
寝たきりで体を使わないために起こる、拘縮《こうしゅく》（関節がかたまること）、肺炎、床《とこ》ずれといった障害の総称

ADLの判定
ADLとは、食事・トイレ・歩行・着替えなど日常生活に必要な動作の意味。検査をもとに、下記のように判定される

グレード 0	まったく症状なし
グレード 1	症状はあるが、明らかな障害はなく、通常の日常生活や活動は可能
グレード 2	軽度の障害。以前とまったく同じではないが、日常生活は介助なしでできる
グレード 3	中等度の障害。介助を一部必要とするが、介助なしに歩行は可能
グレード 4	比較的重度の障害。介助なしに歩行や日常生活は困難
グレード 5	寝たきり、失禁などの重度の障害。つねに介護や注意が必要

（修正ランキンスケール）

▼リハビリの計画

まず検査で ADL が客観的に判定され、計画が立てられる。リハビリ中も、ADL をくり返し判定し、リハビリを実践する

Q48 リハビリはどのように進めていきますか？

脳梗塞の発症後、**3ヵ月目あたりまで機能回復が急速に進み、**人によっては、完全に回復する場合もあります。**半年から1年ぐらいで症状はほぼ固定化するため、固定化する前に専門の医療機関でリハビリを集中的におこないます。**

リハビリは、3つの期間に分けておこなわれます。急性期から始め、回復期、維持期と続け、それぞれの期間で内容や目的が変わります。

● **急性期**　入院期間は一般的に2～4週間です。最初に入院した病院のリハビリ科などで、発症後早期から始めます。筋肉の萎縮《いしゅく》や関節の拘縮《こうしゅく》（関節がかたまり動かない）を防いだり、座る姿勢を保ったりする訓練を始めます。

● **回復期**　入院・入所期間は一般的に3～6ヵ月間で、リハビリ専門病棟やリハビリ専門の医療機関へ移っておこないます。病状が安定し、長く座っていられる状態になったら、立ち上がり、歩く練習を始めます。失くした機能を最大限まで回復させる機能訓練のリハビリをおこないます。

● **維持期**　一般的に発症から6ヵ月以降で、リハビリの場は自宅や療養施設です。回復期までのリハビリによって機能が回復しても、退院して使わなくなれば機能は再び低下します。退院後、自宅などで回復した機能維持や合併症を防ぐためのリハビリを生涯続けます。

維持期までに完全にもとに戻らなかった機能が、後遺症として残っていくことになります。リハビリは生涯続き、生活を送ることそのものがリハビリになっていきます。

リハビリには、多くの専門職がかかわって患者さんに最も適したプログラムが組まれ、チームで進めていきます。医師や看護師のほか、運動や装具・杖の使用訓練を指導する理学療法士、手や指の日常的な運動機能の訓練・自助具《じじょぐ》の使用訓練の指導をする作業療法士、読む・書く・話すなど言葉の訓練をする言語聴覚士といった専門家がいます。ほかに、介護保険など医療福祉に関する相談に対応してくれるソーシャルワーカーや、心の問題についてカウンセリングなどをおこなう臨床心理士といった専門家もかかわります。

Q49 なぜリハビリのために転院が必要なのですか？

発症後は、命を守るため、また後遺症を最小限にするために、専門的な治療が必要になります。そうした治療が受けられる医療機関を「急性期病院（脳卒中専門病院）」といいます。命の危機を脱したら、リハビリが本格的に始まります。**急性期病院にも理学療法士などはいますが、リハビリの設備はあまり整っていません。不安かもしれませんが、回復期にはリハビリの専門病院に転院したほうがよいのです。**

脳梗塞の患者さんが急性期から回復期、維持期に至るまで、適切な医療サービスを切れ目なく受けられるように、**「地域連携クリティカルパス」**の普及が進んでいます。これは、診療にあたる地域の複数の医療機関が連携し、それぞれの役割分担のもとで「共通の情報・目標・認識」をもって診療できるようにしたものです。

患者さんにとっても、急性期病院とリハビリの専門病院、福祉機関や行政機関などがつながっていると安心です。診療内容や治療の流れを理解できますし、通院負担

▼地域連携クリティカルパス

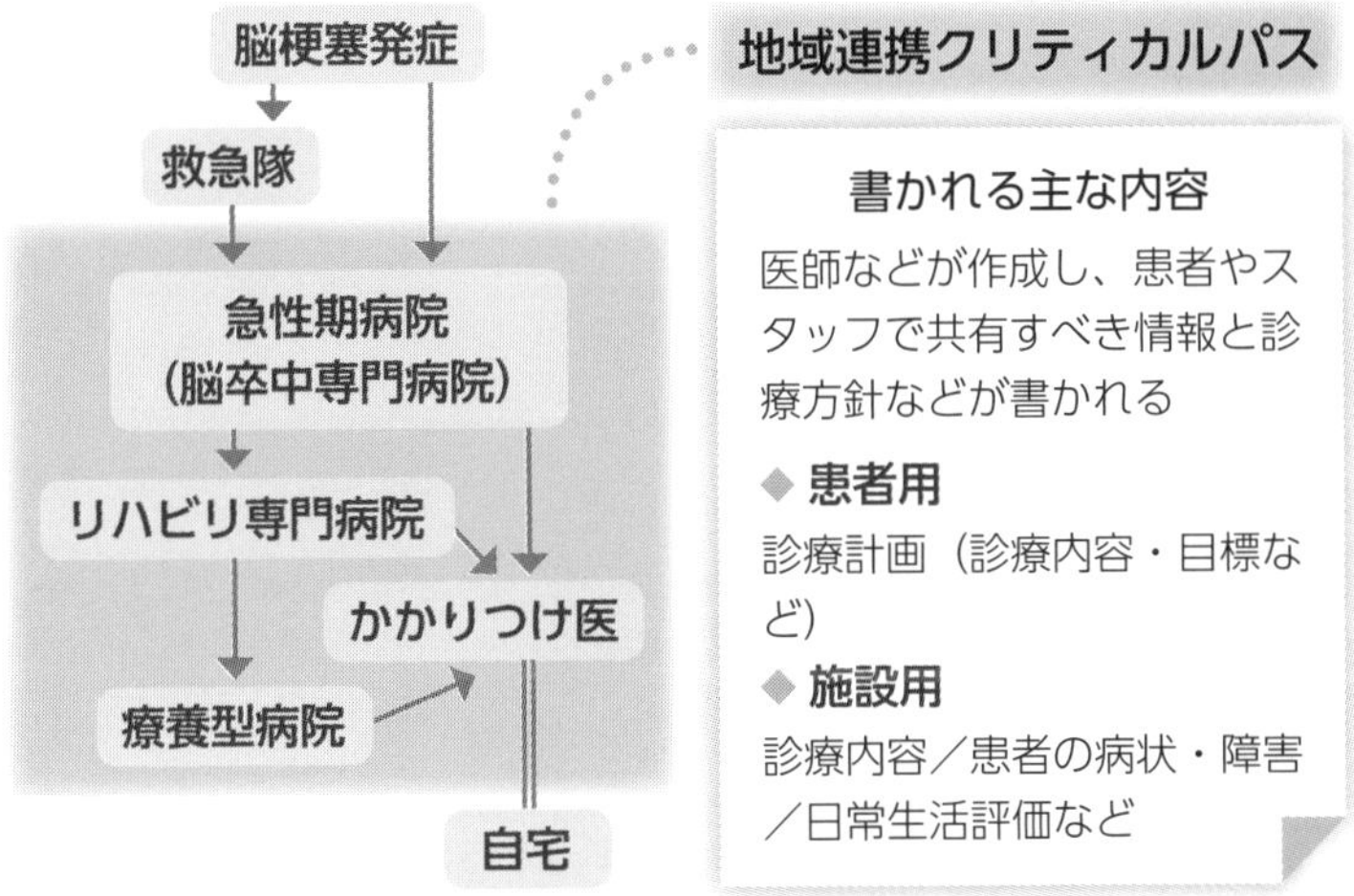
脳梗塞発症
救急隊
急性期病院
（脳卒中専門病院）
リハビリ専門病院
かかりつけ医
療養型病院
自宅
地域連携クリティカルパス
書かれる主な内容
医師などが作成し、患者やスタッフで共有すべき情報と診療方針などが書かれる
◆ 患者用
診療計画（診療内容・目標など）
◆ 施設用
診療内容／患者の病状・障害／日常生活評価など

（時間的・経済的・身体的・心理的）の軽減などのメリットがあります。後遺症が現れたあとも、総合的かつ包括的《ほうかつてき》なリハビリを受けられるようになりました。

　医療側にもメリットは多くあります。急性期病院にいつまでも入院していると、次に脳卒中を起こした人が治療を受けられません。**医療機関どうしが連携することで、急性期病院は急性期の治療に専念できるなど、それぞれの医療機関が役割を果たすことができます。**在院日数短縮化、施設間の説明不一致の解消、スタッフ間のコミュニケーション向上など多くの効果をあげています。

Q50

急性期は、どのようなリハビリから始めますか？

▼急性期のスケジュール例

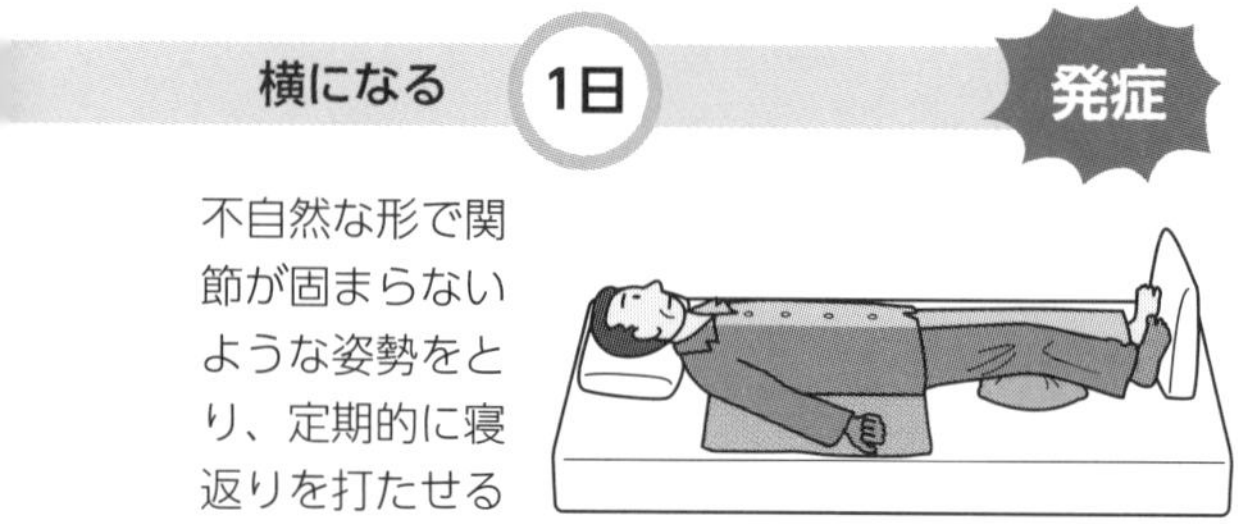

横になる
1日
発症
不自然な形で関節が固まらないような姿勢をとり、定期的に寝返りを打たせる

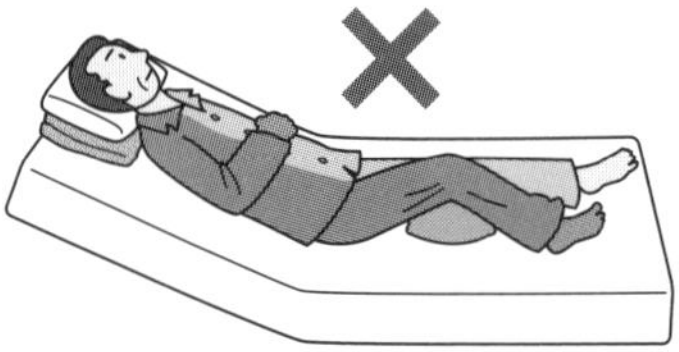

×
楽な姿勢だと、ひざ、ひじ、腰が曲がり、足首は伸びて立てなくなる

安静にしていると、人の筋力はすぐに衰え、体を動かすことも難しくなります。**いかに早い段階からリハビリに取り組めるかが、今後の回復の程度に大きく影響を与えます。**急性期で血圧や脈拍が不安定でも、治療に影響がないと判断されれば、患者さんの意識がなくてもリハビリをスタートします。急性期のリハビリは、脳梗塞の早期回復と廃用症候群《はいようしょうこうぐん》（→P115）の予防が第一の目的です。

最初は床《とこ》ずれ予防や手足を正しい状態

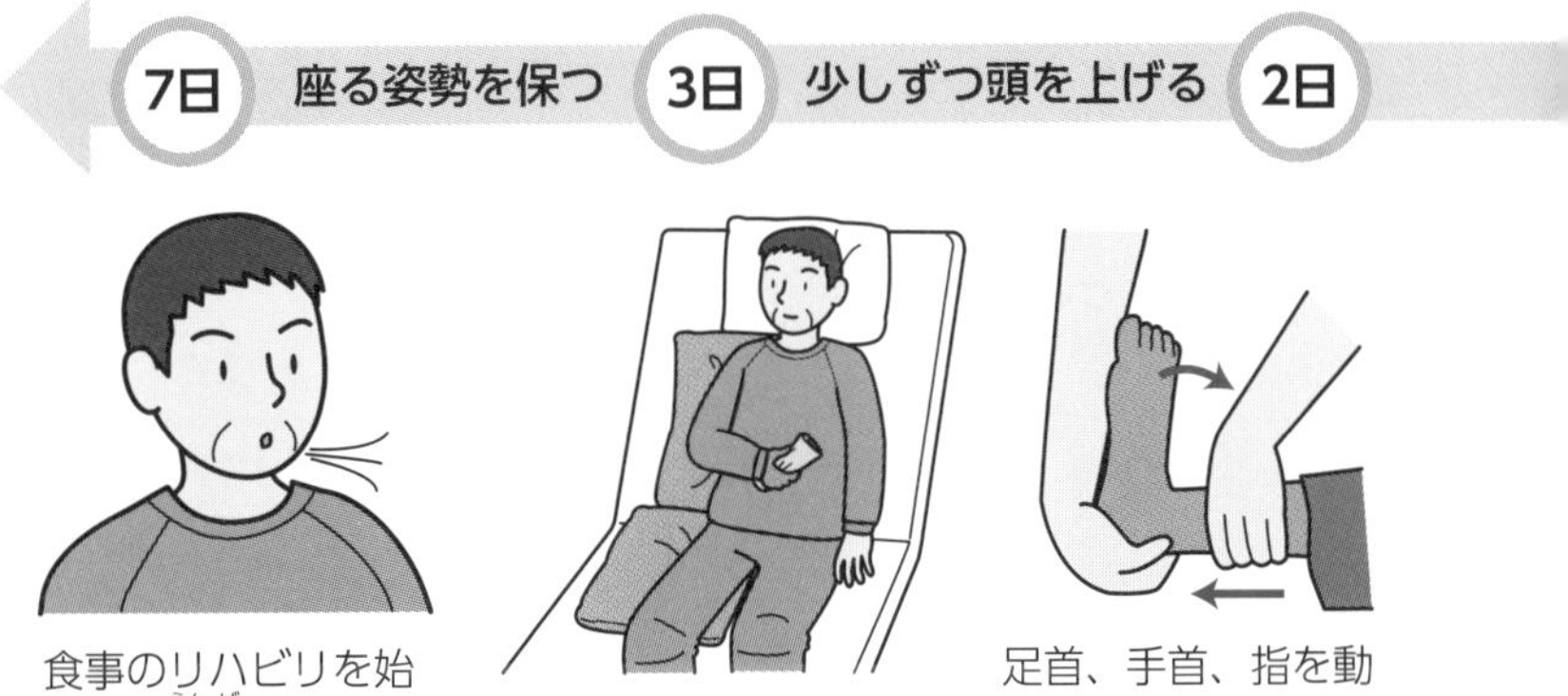

足首、手首、指を動かす。患者さんの意識がなくても、看護師などが動かす

最初は背もたれで上体を支え、マヒ側に枕やタオルを置く

食事のリハビリを始める。嚥下《えんげ》障害がある人は、誤嚥《ごえん》予防のため呼吸訓練をする

に保つためのケアが中心です。看護師や理学療法士がおこないますが、家族も指導を受けてチャレンジできます。

次は**なるべく早い時期に、マヒがあっても自分で起き上がれるようにします。**失われた機能を最大限に回復させることが目的です。背もたれによりかかって座る訓練から始めます。座位《ざい》が保てれば、自分で食事もとれるようになります。座位から自分で動くことを目指します。

患者さんが自分で体を動かせる状態になれば、回復状況に応じて進めます。**少しずつでも毎日続ける**ことが回復を早め、本格的なリハビリを始める準備となります。

Q51 退院までには、どのようなリハビリをするのですか？

▼急性期～回復期のスケジュール例

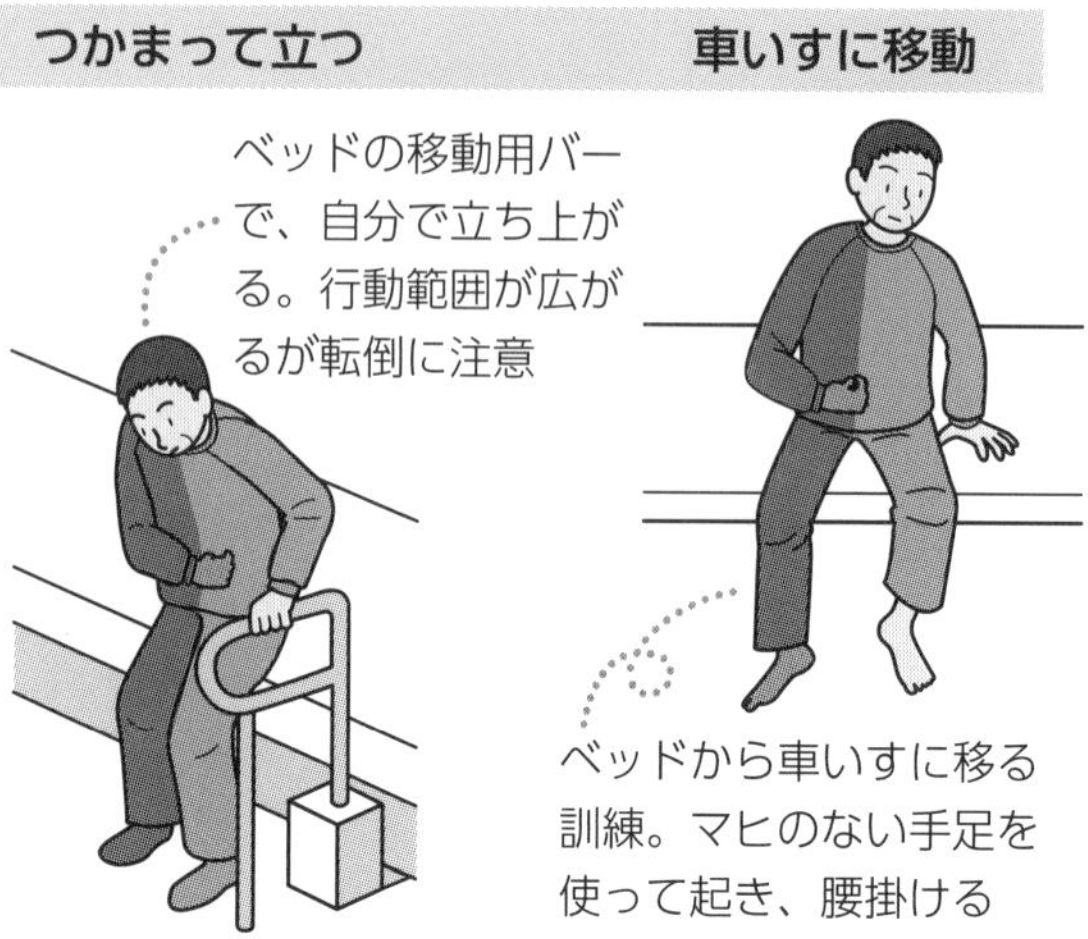
つかまって立つ
車いすに移動
ベッドの移動用バーで、自分で立ち上がる。行動範囲が広がるが転倒に注意
ベッドから車いすに移る訓練。マヒのない手足を使って起き、腰掛ける

回復期のリハビリは、回復した機能を保ち、さらに改善させることが目的です。**自力でベッドサイドに座り、立ち上がり、そして日常生活に必要な基本動作へと、段階を追って進めます。**

退院前には、患者さんの生活実態に合わせた訓練をします。退院後の生活がスムーズに営めるよう、一時帰宅をして、生活面で不都合な部分がないか検討し、新たに気づいた課題に対する再訓練をすることもあります。家族も、日常生活に

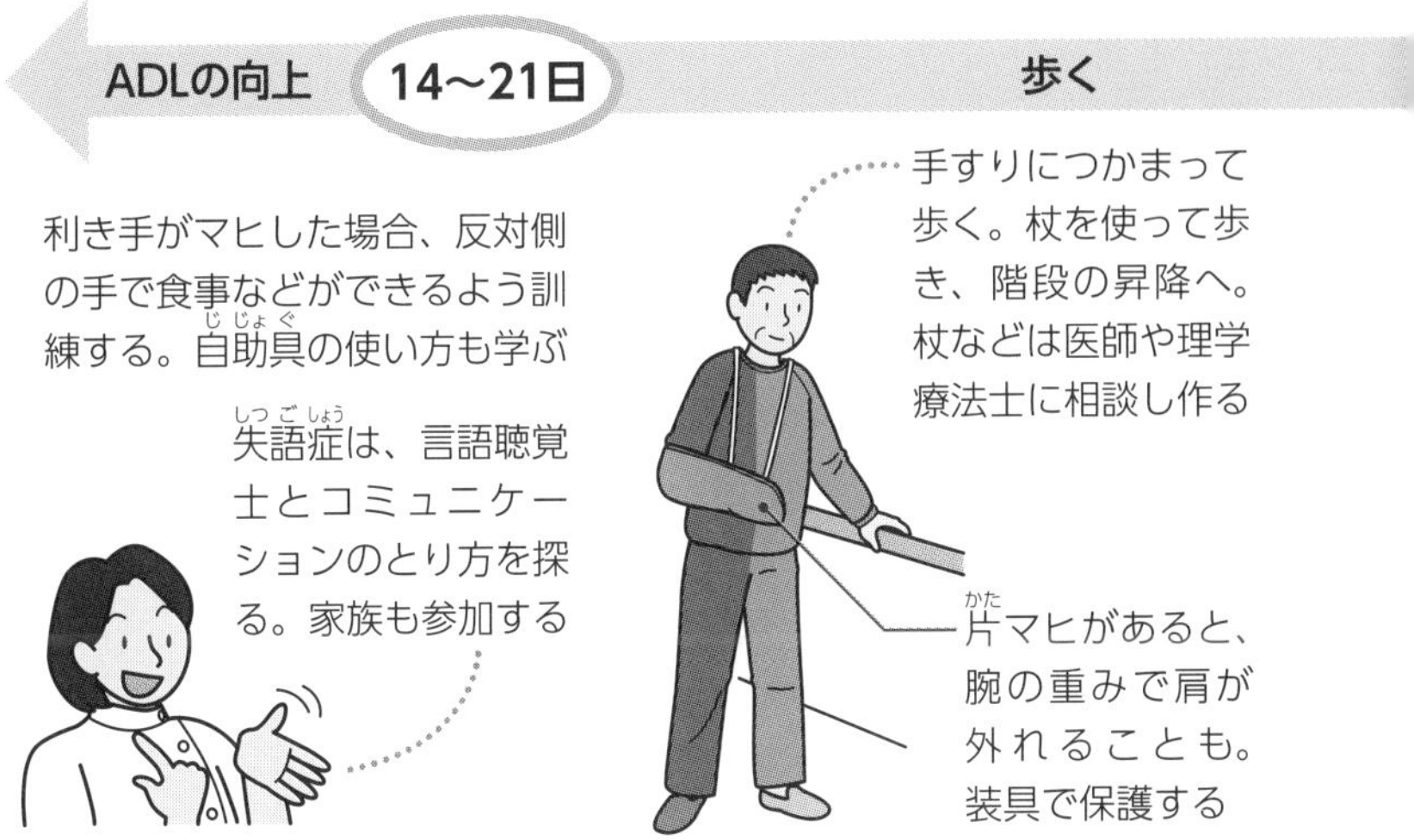
ADLの向上
14〜21日
歩く
手すりにつかまって歩く。杖を使って歩き、階段の昇降へ。杖などは医師や理学療法士に相談し作る
利き手がマヒした場合、反対側の手で食事などができるよう訓練する。自助具《じじょぐ》の使い方も学ぶ
失語症《しつごしょう》は、言語聴覚士とコミュニケーションのとり方を探る。家族も参加する
片《かた》マヒがあると、腕の重みで肩が外れることも。装具で保護する

おける介助方法や注意、自宅のリフォーム、介護保険や心理的ケアなどの指導を受けます。

高次脳機能障害《こうじのうきのうしょうがい》には、「認知《にんち》リハ」という訓練があります。障害の部分と健康な部分を見直し、障害の回復が難しい場合は正常な部分で補うよう訓練します。

たとえば、もともと日記をつける習慣があった人はメモを取る習慣を身につけることが容易です。しかし記憶障害があると忘れてしまうので、タイマーを鳴らして一定時間にメモをとる訓練をします。こうした道具の利用なども、障害の克服につながる認知リハとして効果をあげています。

Q52 退院のめどがついたら、どのような準備が必要ですか？

退院後の患者さんにとって、できるだけ自分で動ける生活環境が整っていることは大切です。自宅のリフォームなどは、早いうちに準備を進める必要があります。**退院のめどがついたら、家族は自宅での受け入れ態勢を整えていきます。後遺症の内容によっては、自宅のリフォームや介護保険の手続きなど、退院前から準備が必要です。**介護が長引くことも考え、経済的に無理のない範囲で公的サービスの利用を検討しましょう。介護保険を利用する際はケアマネージャーに相談し、患者さんの状態に合ったケアプランを組み立ててもらいます。介護サービスを受けるまでには、次のような手順が必要です。

❶ **申請**……意見書を市区町村の窓口に提出する

❷ **主治医の意見書作成**……役所から主治医に書類が届く

❸ **調査**……調査員が病院や自宅に調査に来て、調査票を作成する

❹ **認定**……意見書と調査票を総合して、介護認定審査会で介護度を認定される
❺ **プラン作成**……用意されている介護サービスのなかから選びケアプランを作成
❻ **ケアプランの利用**……介護サービスを受ける

４の介護度認定までには１～２ヵ月ほどかかるので、入院中から手続きをして、準備を始めることが賢明です。

ほかにも、**医療費控除**は１年間の医療費が、所得に対して一定以上の割合に達した場合、確定申告によって払い戻しを受けることができます。市区町村によっては**重度心身障害者医療費助成**の対象として、医療費の還付を受けられる場合もあります。

マヒによる運動障害など、回復が難しい障害が残った場合は**身体障害者手帳**を申請できます。福祉サービスや一部の税負担の免除、各種料金の減免などの支援が受けられるほか、車いすや装具、杖などの購入や修理代金が助成の対象となります。

高次脳機能障害《こうじのうきのうしょうがい》の場合、**失語症《しつごしょう》は言語障害として身体障害者手帳**を、**後遺症としての精神障害**（→P152）**の診断があれば精神障害者保健福祉手帳**の交付が受けられます。手帳の取得については、主治医やソーシャルワーカー（→P117）に相談しましょう。

Q53 退院したら、リハビリは終了ですか？

退院はゴールではありません。退院すると、家族もつい過保護になりがちですが、過保護は機能の低下につながります。**患者さんが自分で体を動かして生活することじたいが、リハビリになるのです。**

できることは、時間がかかっても自分でやりましょう。車いすで動けるよう床の段差をなくす、階段や廊下に手すりをつける、トイレを洋式にするなど、できる範囲で暮らしやすい環境を整えます。郵便物を毎日ポストから取ってくるなど、自分ができる範囲で役割をもち、家事に参加することが、人の役に立つ喜びと生活の張りになります。杖をつきながらでも、散歩をして景色を楽しむことはできます。家に閉じこもらず、デイサービスやデイケアの利用、地域グループや患者会への参加など、積極的に外へ出て活動しましょう。

5

退院したら
——生活習慣の改善こそが根本治療

Q54 退院後の治療は、どのように進めますか？

退院後は、血栓《けっせん》を防ぐ治療（→P92）を続けながら、再発の危険因子を減らすことが大原則です。高血圧、糖尿病、脂質異常症といった3つの生活習慣病と喫煙、心房《しんぼう》細動《さいどう》が、再発の五大危険因子です。

生活習慣病は長年の生活習慣によって起こる病気です。生活習慣病が複数重なることで動脈硬化が悪化しやすくなり、脳梗塞の危険性が高まることがわかっています（→P72）。逆に、生活習慣病の管理がすべてうまくいっている人は、そうでない人に比べて脳梗塞の再発の危険性が8割下がるという報告もあります。

危険因子を減らす方法は、運動や食事など、いくつか共通しています。生活習慣を見直すことで、自然にほかの危険因子も改善されていくはずです。生活習慣病には、左記のとおり、再発予防の目標値があります。**生活習慣の改善などにきちんと取り組んで目標値に近づければ、脳梗塞の再発リスクを減らすことが可能です。**

再発の五大危険因子と方針

五大危険因子の共通点は生活習慣です。生活習慣を改善することが、共通の治療法です。

▼五大危険因子

高血圧
糖尿病
脂質異常症
心房細動
喫煙

→ 生活習慣の改善

- 食事（→ P134〜141）
- 運動（→ P142〜145）
- 禁煙（→ P147）など

▼再発予防の目標値

高血圧	収縮期血圧（受診時）	140mmHg 未満 *1
	拡張期血圧（受診時）	90mmHg 未満 *1
糖尿病	HbA1c	7.0%未満
脂質異常症	LDL コレステロール値	120mg／dL 未満 *2
	HDL コレステロール値	40mg／dL 以上
	中性脂肪値	150mg／dL 未満

目標値は各病気を診断する値とは違うものもある。脳梗塞のタイプやあわせもつ危険因子によって、目標値が異なる

*1 ラクナ梗塞の人や糖尿病がある人は 130／80mmHg 未満
*2 アテローム血栓性脳梗塞は 100mg／dL 未満に

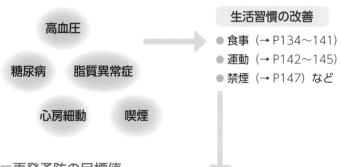

Q55 生活習慣病の改善のために、まず何ができるでしょうか？

まずは自分の体の状態を正確に知りましょう。

生活習慣病のなかでも、最も重要なのは高血圧の改善です。自宅で毎日、朝と寝る前に測定して記録しながら管理するのがベストです。家庭で測定した値の目標は135／85㎜Hg未満です。ラクナ梗塞の人や糖尿病がある人は、これより低い血圧だと再発が少なくなるので、130／80㎜Hgを目指すこともあります。自宅で測定して、数値が高すぎる・低すぎる場合は、医師に報告してください。

糖尿病の管理にはHbA1cが重視されます。脂質異常症は、LDLコレステロール値とHDLコレステロール値、中性脂肪値を管理します。HbA1cなどは血液検査が必要なので、**かかりつけ医を定期的に受診して管理できているかを確認**します。

また生活習慣病は太っていると改善しにくいので、太っている人は体重を減らすことが重要です（→P132）。**体重も毎日測定して記録しましょう。**

家庭血圧の測り方

家庭で血圧を測定するときは、測定の条件をそろえると正確性が高まり、血圧管理に役立ちます。

カフを心臓と同じ高さに巻く

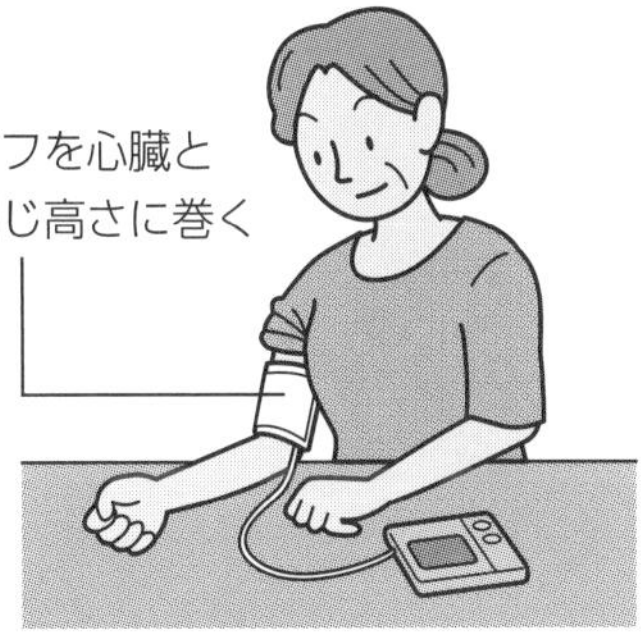

測る前の喫煙、飲酒、カフェイン摂取も避けよう

▼測定の条件

- **共通**
  - 座って1～2分休んでから測る
  - 朝晩に2回ずつ測定し、平均値を出す
- **朝**
  - 起床後1時間以内
  - 排尿後
  - 服薬前
  - 朝食前
- **夜**
  - 寝る前

測定値は手帳などにすべて記録して、受診時に医師に見せる

　これらの値を指針にしながら、生活習慣の改善を進めます。**食事や運動など生活習慣の改善にきちんと取り組むと、全体的に検査値が改善**します。

　それでも検査値がよくならなければ、生活習慣病を治療する薬も使います。検査値などによっては、最初から薬を使う人もいます。LDLコレステロール値の改善も再発予防に重要で、退院後もスタチンという薬を使います（↓P95）。服薬を勝手にやめたり薬の量を増減したりせず、指示通りに続けましょう。

Q56 メタボの人は、どれくらい減量すればよいですか?

メタボリック症候群（メタボ）の人は肥満の改善が重要です。肥満は生活習慣病の温床で、肥満がある人の高血圧の頻度は、肥満のない人の2～3倍にもなります。肥満を改善するだけで、生活習慣病が自然と改善することもあります。

とくにメタボの肥満は「内臓脂肪型」といい、内臓の周囲に脂肪がたまっています。内臓脂肪には、ホルモンを分泌する働きもあります。ふだんは、動脈硬化を防ぎ健康を維持するホルモンを分泌していますが、増えすぎると生活習慣病になりやすいホルモンや、動脈硬化につながるホルモンも分泌するようになります。生活習慣病と動脈硬化は脳梗塞の発症の原因になりますから、脳梗塞の再発予防のためには内臓脂肪を減らすことが重要です。

食事でエネルギーをとりすぎると、まず内臓脂肪になります。一方、エネルギーが必要になると、内臓脂肪が使われます。つまり**内臓脂肪は、つきやすいけれど、とり**

▼減量の目標

肥満度を評価するBMI（体格指数）は、下記のように体重と身長から算出できる。まずは25未満を目指し、1ヵ月に2kgずつ減らす

BMI＝体重(kg)÷身長(m)÷身長(m)

例）身長170cm、体重75kgの人
75 ÷ 1.7 ÷ 1.7 = 25.95…▶BMIは26

年齢	18～49歳	50～64歳	65歳以上
目標とするBMIの範囲	18.5～24.9	20.0～24.9	21.5～24.9

（厚生労働省「日本人の食事摂取基準（2020年版）」より）

やすい脂肪でもあるのです。食事を改善したり、運動を習慣づけたりすることで、内臓脂肪をしっかりと減らしていきましょう。

メタボと診断されるときはウエスト径が指針になりましたが（→P72）、肥満を改善するときには体重を指針にします。**最初は1ヵ月で2kgずつ減らすことが目標です。**食事を適正な量にし、適度な運動に取り組みましょう。肥満かどうかはBMIで判定され、日本肥満学会の基準では25以上だと肥満とされます。年齢に応じた適切なBMIがありますので、最終的には上記の範囲に入っていればよいでしょう。

Q57 食事量はどのくらいにすればよいですか？

食生活を改善するとき、**まずは食べすぎを抑えることが最大のポイントです。**

成人後は、加齢とともに必要な食事量が少なくなります。体温の維持、心臓や肺などの内臓の活動といった、私たちが生命を維持するために最低限必要なエネルギーを「基礎代謝量《きそたいしゃりょう》」といい、成人以降の基礎代謝量は、年齢が上がるにつれて減ります。20代では活動量が多く、エネルギーを消費する筋肉の量も多いのですが、50代になると活動量も筋肉の量も減って、消費エネルギーが減るのです。**50代になっても20代と同じ量の食事をとると、余ったぶんは内臓につくことになります。**

食事の摂取量は、年齢に応じて、徐々に減らしていかなければなりません。運動不足に加え、基礎代謝量の低下を意識しない食生活を続けていると、中年以降、だんだん肥満になるのは必然といえるでしょう。食事を自分の体に見合った量にして、必要な栄養をとるように心がけてください。

食事の適量とバランス

自分の体に合った食事量にし、必要な栄養をバランスよく、3食でとりましょう。

▼1日の適正なエネルギー量

身長(m)×身長(m)×22×(25〜30)(kcal)

例）身長170cmの人
1.7(m)×1.7(m)×22×25〜30(kcal)
＝1589.5〜1907.4kcal
▶1食530〜630kcal程度が適量

適正なエネルギー量は、上記のとおり。「腹八分目」を意識して、20〜30代当時の食事量の8割程度にする

▼栄養のバランス

左記は食事における栄養素の割合。たんぱく質の摂取目標量を参考に、炭水化物や脂質の量を決める

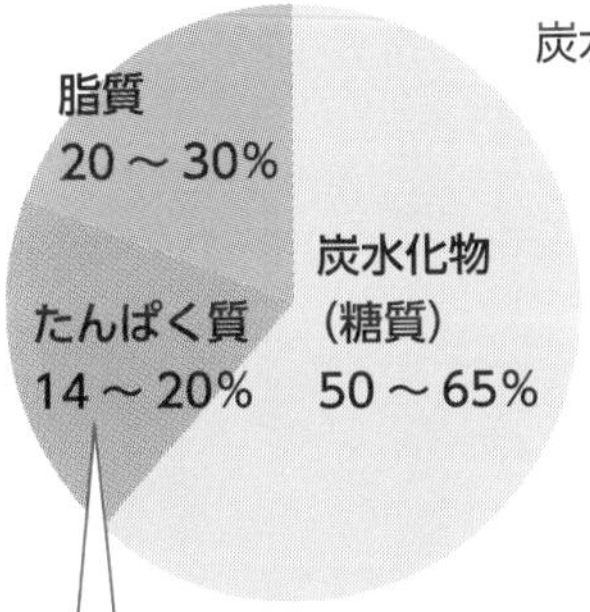
脂質
20〜30%
炭水化物
（糖質）
50〜65%
たんぱく質
14〜20%

たんぱく質の1日の摂取目標量＊
男性……91〜130g
女性……68〜98g
＊50〜64歳、身体活動がふつうの人

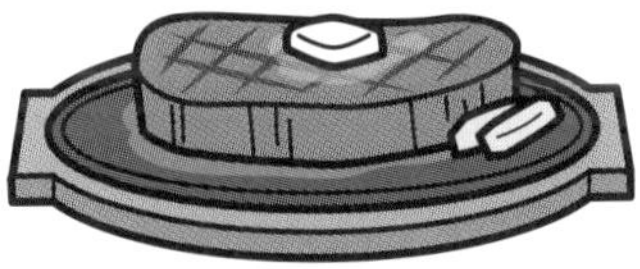

例えば輸入牛肉のリブロースステーキ150gは、たんぱく質が約38gで、約460kcal。ソースをかけ、ご飯やつけ合わせも食べると、エネルギーはさらに増える

（栄養バランスは、厚生労働省「日本人の食事摂取基準（2020年版）」をもとに作成）

Q58 高血圧対策のため、減塩はどのようにすればよいですか？

高血圧を改善するには、**食塩やしょうゆといった調味料、漬物やつくだ煮といった塩分の多い食品を減らし、野菜や海藻を積極的にとりましょう。**

減塩はとくに重要です。塩分をとると血液中のナトリウムという成分が増えます。その濃度を下げるために血液量が増加するので、血管壁の圧力を高めて高血圧を招きます。日本高血圧学会では、「**1日の塩分摂取量は6g未満**」と提唱しています。**食塩でいうと、計量スプーンの小さじ1杯（5㎖）程度まで**です。調味料や塩分の多い食品を減らすことで、1日6g未満を達成していきます。

また野菜や海藻は、塩分などの吸収を抑える食物繊維が豊富で、カリウムやマグネシウムなどの血圧を下げる方向に働くミネラル、体の調子をととのえるビタミンも多く含まれています。大豆も、カリウムやマグネシウム、たんぱく質を多く含むうえ、コレステロールや中性脂肪を減らす働きがあります。

高血圧対策は減塩が重要

再発予防のために、食塩を減らし、ミネラルやたんぱく質をとりましょう。

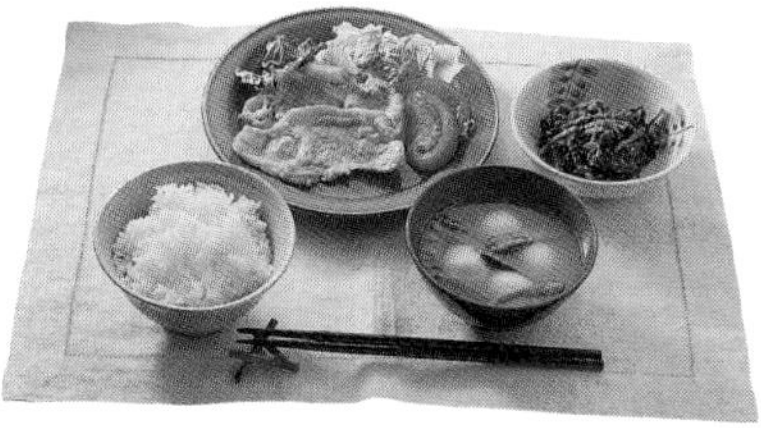

肉や魚を野菜や海藻、豆などと組み合わせて

減らす

塩分

目標：1日6g未満

控える　食塩、しょうゆ、みそ、ソース

日本人の食塩摂取量の平均は1日約10 g *だが、これでは多すぎる。発症前の半分程度にするのが目標

増やす

カリウム

おすすめ
刻み昆布、里芋、トマトジュース、大豆

余分な塩分を排出し、血圧を下げる。心臓の筋肉の収縮を助け、不整脈予防にも

増やす

マグネシウム

おすすめ
アーモンド、するめ、大豆、干しひじき

筋肉と血管の収縮を防ぎ、血栓《けっせん》をつくりにくくする働きもある

＊厚生労働省「令和元年国民健康・栄養調査」

Q59 動脈硬化対策のために、とるべき食材は何ですか?

動脈硬化は、血管壁に入り込んだコレステロールが酸化して、たまることが大きな原因です(→P56)。食物繊維は、余分なコレステロールや中性脂肪を吸着し、塩分の吸収も抑えるので、動脈硬化の悪化予防と血栓《けっせん》予防のためにもおすすめです。酸化を防ぐ「抗酸化成分」をとると、動脈硬化の悪化予防につながります。またホモシステインという物質の血中濃度が高いと動脈硬化が進むので、ホモシステインを防ぐ栄養素も意識できるとよいでしょう。おすすめの食材は次のとおりです。

● **野菜、海藻**……食物繊維が豊富。ビタミンCやβカロテン、ポリフェノールといった抗酸化成分の多い栄養素も含む。ホモシステインの合成を防ぐ、葉酸《ようさん》やビタミンB_6・B_{12}も多い。とくに**ブロッコリー、にんじん、モロヘイヤ、かぼちゃ、菜の花などの緑黄色野菜、ごぼうなど**がおすすめ

● **豆**……葉酸というホモシステインの合成を防ぐ栄養素や、抗酸化成分の多いイソ

フラボンなどが豊富。たんぱく質も多く含まれるので、とくに**大豆や枝豆**がおすすめ

- **果物**……ビタミンやミネラルが豊富。ただし糖質も多いので、とりすぎに注意。**いちご、ブルーベリー、バナナなど**がおすすめ
- **オリーブ油、えごま油**……脂質の「不飽和《ふほうわ》脂肪酸《しぼうさん》」を多く含む。不飽和脂肪酸は、LDLコレステロールや中性脂肪を減らす働きのある栄養素。**ごま油もおすすめ**
- **魚介類**……EPA《イーピーエー》やDHA《ディーエイチエー》といった、血小板《けっしょうばん》が集まるのを防ぎ、LDLコレステロールを減らす働きのある栄養素を多く含む。ホモシステインの合成を防ぐビタミンB_6・B_{12}も多い。**おすすめは、さばやさんまといった青背の魚、まぐろ、牡蠣《かき》など**

逆に、控えたい食材もあります。肉に多く含まれる「飽和脂肪酸」という脂質は、LDLコレステロールや中性脂肪を増やします。また、**マーガリンやファットスプレッド、ショートニングなどには「トランス脂肪酸」という油**が含まれます。トランス脂肪酸は、LDLコレステロールを増やし、とりすぎると心臓病のリスクも高まることがわかっています。

治療に影響する食材もあります。抗凝《こうぎょう》固《こ》薬《やく》をのんでいる人は納豆を控え、ビタミンKの豊富な野菜をとりすぎないようにしましょう（→P101）。

Q60

食べ方で、注意すべきことはありますか?

「早食い」「ながら食べ」といった習慣がある人は改善しましょう。早食いは満腹感を得にくく、必要以上に食べてしまいがちです。テレビやスマートフォンを見ながらなど、食事に集中できない環境だと、何をどれくらい食べたか自覚しにくいため、つい食べすぎてしまいます。

早食いやながら食べの習慣がある人は、よく嚙《か》むことを意識するとよいでしょう。よく嚙むことで、食べているものや量を意識しながらゆっくり食べられ、少ない量でも満腹感が得られます。

また、**食事は1日3回とる**ようにしましょう。食事を抜くと、次の食事で食べすぎてしまったり、脂肪分が過剰に吸収されたりして、太りやすくなります。1日に必要な栄養(↓P135)を3回に分けてとるのがベストです。

Q61 禁酒したほうがよいですか？

アルコールは食事の改善を妨げることもあるので、主治医から禁酒するように指導されることもあります。主治医から許可が出れば、お酒を飲むことができます。

脳出血やくも膜下出血は、飲酒量が増えるほど発症率も増えるという関係がありますが、脳梗塞は適量までなら発症率が減ることがわかっています。* ただし**適量以上になると脳出血などが増えるので、のみすぎに注意が必要**です。適量とは純アルコール量の1日平均20gで、中年男性の適量は具体的には次のとおりです。

- **ビール（5％）中びん1本（500㎖）**
- **焼酎（25％）1／2合弱（70㎖）**
- **日本酒（15％）1合（180㎖）**
- **ワイン（12％）グラス1杯半（200㎖）**
- **ウイスキー（40％）ダブル1杯（60㎖）**
- **チュウハイ（7％）350㎖**

女性や高齢の人はこれより少なめがよく、ビールなら350㎖以下が目安です。適量の範囲内でも、毎日飲むのではなく、**週に2回は飲まない日**を設けましょう。

*JPHC Study, Stroke. 2004 May;35(5):1124-1129

Q62 リハビリのほかに運動したほうがよいですか？

体の機能維持や肥満の解消・予防のためにも、運動習慣をつけることが重要です。後遺症で片《かた》マヒなどがある人も、可能なかぎり運動をしましょう。動かしづらくても、できるだけ動かすことを心がけてください。

着替えなどの身支度や掃除などの家事も運動です。日常生活の動作一つひとつが運動になり、体の機能を維持するリハビリにもなります。特別な運動を始めるよりも、まずは家事などで日常的に体を動かすようにすればよいのです。

できれば、**体調にあわせて散歩などの運動を追加していきましょう。**ほどよい運動習慣は、脳梗塞だけでなく高血圧、糖尿病、脂質異常症、肥満などの生活習慣病を予防します。体を動かすことで気分も変わり、ストレス解消にもつながるでしょう。続けていけば、体は徐々に動くようになっていき、血行を改善して動脈硬化を防ぐ効果も期待ができます。

日常生活が運動に

退院後、できることは自分でするのが基本です。掃除などの家事にも、チャレンジしてみましょう。

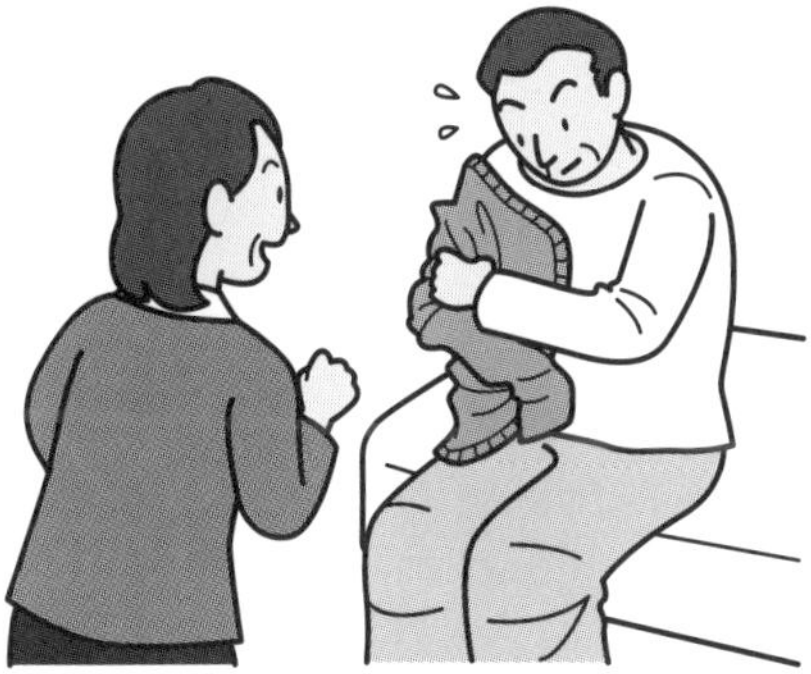

着替えなど、日常的に体を動かすのも、ひとつの運動。周囲の人も手を出しすぎず見守ろう

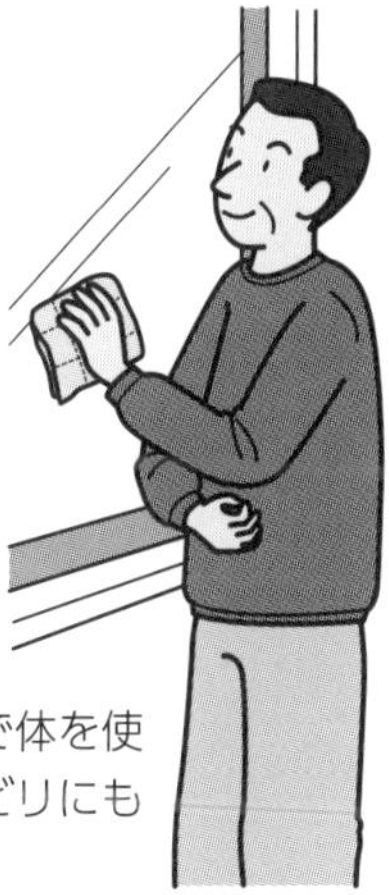

窓ふきなどで体を使えば、リハビリにもなる

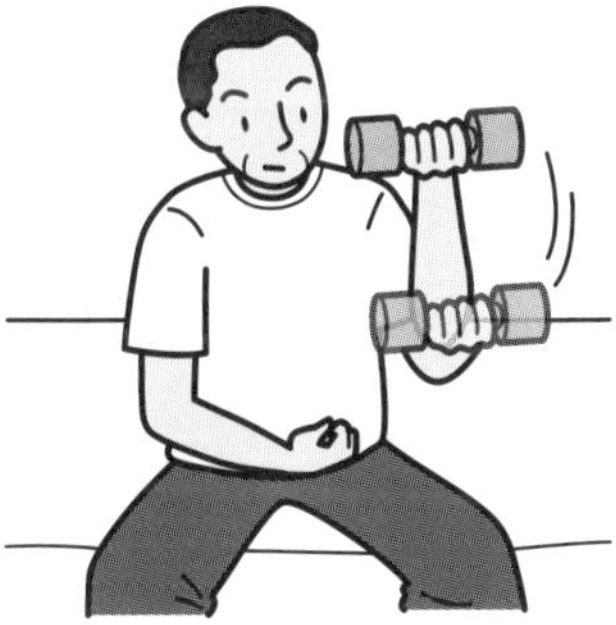

筋力が衰えないようにトレーニング。ダンベルがなければ、水を入れたペットボトルでもいい

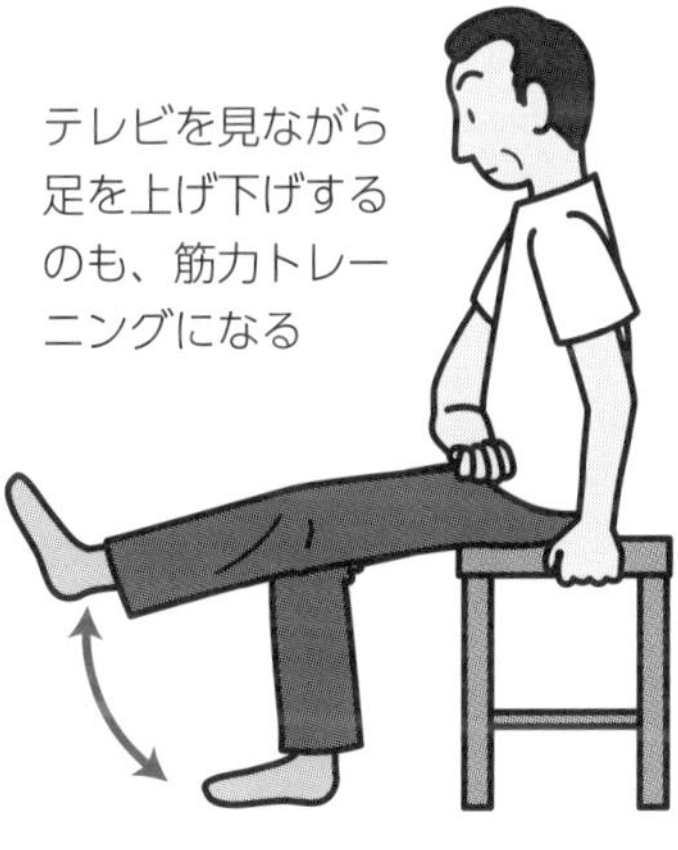

テレビを見ながら足を上げ下げするのも、筋力トレーニングになる

Q63
おすすめの運動を教えてください

特別な運動を新たに始めようとする必要はありません。無理をして三日坊主になるよりも、自分が無理なく、楽しみながら、長続きする運動を選んで、継続させていきましょう。

ウォーキング、ジョギング、サイクリングをはじめ、ヨガ、気功、ラジオ体操など、体内にたくさんの酸素を取り入れながらおこなう運動を有酸素運動《ゆうさんそうんどう》といいます。心肺機能《しんぱいきのう》を向上させると同時に、体脂肪を効率的に燃焼させるのでLDLコレステロールや中性脂肪を減らすことができます。血圧を下げる効果もあります。

ある研究では、運動量が少し増えるだけでも脳梗塞の発症リスクは低下し始め、運動量の増加とともにリスクが下がりましたが、あまり運動しすぎると逆に脳出血のリスクが増えることもわかりました*。がんばりすぎず、**ウォーキング（速歩《そくほ》）で1日30分程度、週3回ぐらいを目安に、定期的に歩くことをおすすめします。**

*JPHC Study, Stroke. 2017 Jul;48(7):1730-1736

長続きできるような運動を

運動は、ストレス解消にもなります。無理なく、楽しみながらできる運動のほうが、長続きするでしょう。

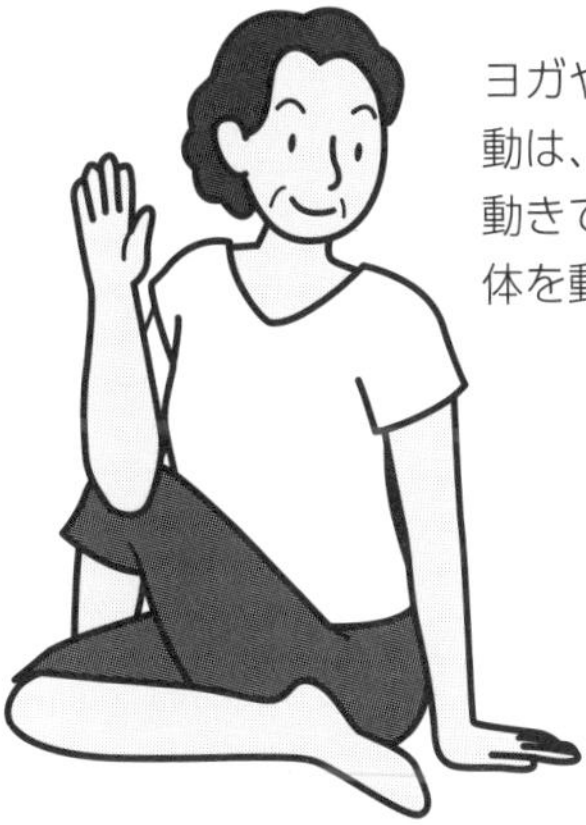

ヨガや気功などの運動は、ゆっくりした動きでも、しっかり体を動かせる

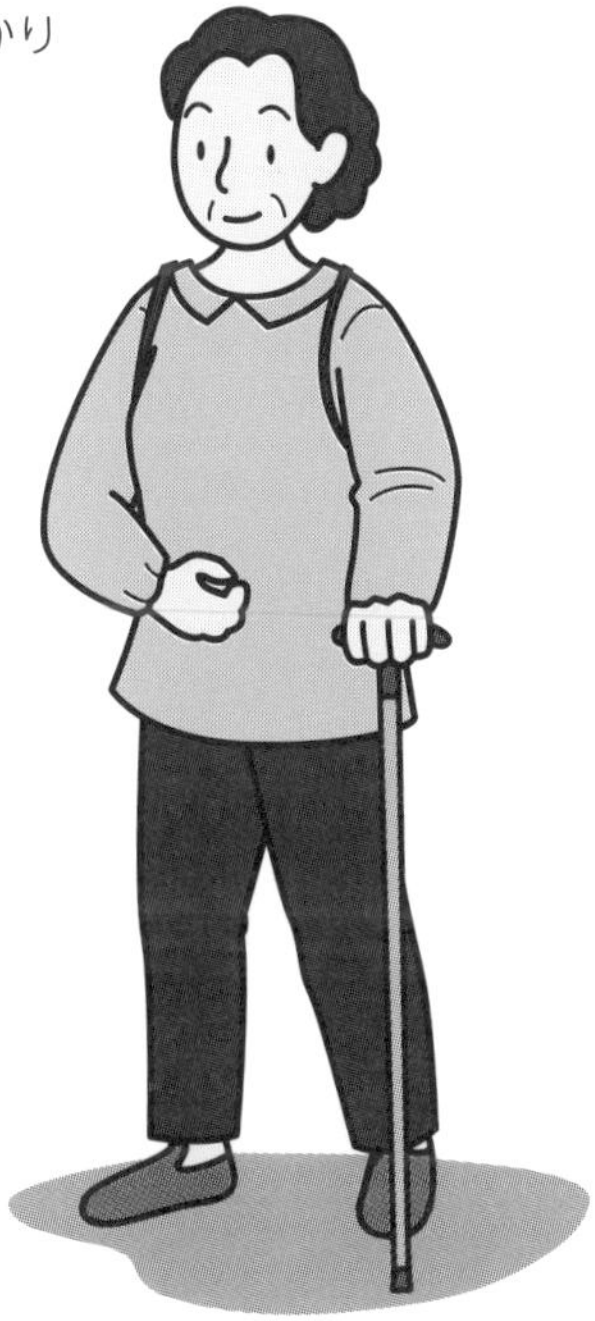

マヒがあっても散歩はできる。毎日の習慣にしたい

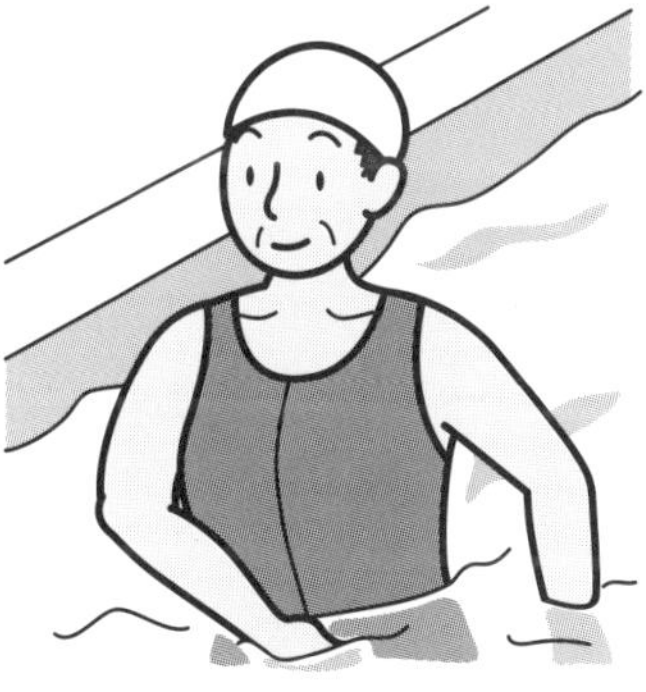

水中での運動は浮力の助けもあって、比較的楽にできる。水中ウォークは気分爽快

Q64 水分は多めにとったほうがよいですか？

こまめな水分補給は、手軽にできる再発予防策です。脳梗塞の原因は、血のかたまり（血栓《けっせん》）が血管に詰まることですが、**血栓が生じる大きな要因が「脱水」です。**脱水とは、体内の水分やミネラルが失われた状態です。血液中の水分が不足すると、血液がドロドロになり、血栓ができやすくなります。

とくに**運動中や就寝中、暑い時期**は、発汗で急激に体内の水分が失われます。運動中はプレーに夢中で、水分補給を忘れやすいので、注意が必要です。

血液サラサラで血流をよく保つには、水分が重要です。水分をたっぷりとって、血栓を予防する生活習慣は欠かせません。**のどのかわきを感じなくても、こまめに水分をとる習慣をつけておくとよいでしょう。**運動の前後や運動中だけでなく、起床後、外出前、入浴の前後、就寝前というように、定期的にコップ1杯の水を飲むことを心がけてください。

Q65 禁煙は再発予防に役立ちますか？

禁煙は、再発予防に非常に効果的です。 発症後はとくに再発が起こりやすいので、ぜひ禁煙をしましょう。喫煙を続けていては再発のリスクを高めますが、**禁煙すれば再発予防の効果がすぐ出始め、5～15年でタバコを吸ったことのない人と同じくらいまで低下します。**

入院中は禁煙していたはずです。退院後も、そのまま禁煙を続けましょう。もし禁煙を続けるのがむずかしければ、**医療機関の禁煙外来で、専門的な指導や治療が受けられます。** 健康保険も利用できます。禁煙外来を受診したい人は、主治医などに相談しましょう。

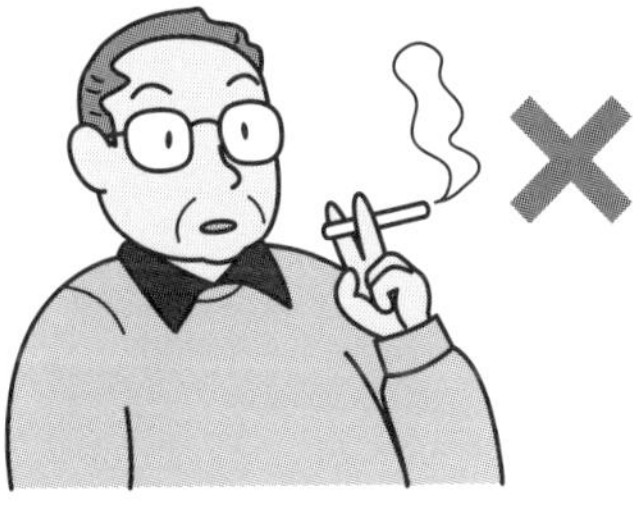

Q66 睡眠は再発予防に関係しますか？

よい睡眠は再発予防にもつながります。睡眠不足だと、肥満や高血圧などの生活習慣病、脳卒中や心筋梗塞《しんきんこうそく》などが増えることがわかっています。肥満の人に多い「睡眠《すいみん》時無呼吸症候群《じむこきゅうしょうこうぐん》」も再発の危険因子です。睡眠中に大きないびきをかく人、日中に強い眠気を感じる人は、医師に相談を。

脳梗塞の後遺症の影響で、睡眠障害が起こる場合もあります。眠れなくて困っている場合も主治医に相談してください。ただ、年をとるにつれて長く眠るのは難しくなるのが自然です。睡眠の質を重視して、ぐっすりと眠りすっきりと起きられることを目指すとよいでしょう。

睡眠中、汗をかいて水分不足になると、血栓《けっせん》ができやすくなります。寝る前にコップ1杯の水をとる習慣をつけましょう。

Q67 発症後に生活習慣を改善しても遅いのでは……？

生活習慣の改善に「いまさら遅い」ことはありません。むしろ、脳梗塞の再発リスクが高いからこそ、いっそう生活習慣の改善が必要です。厳しく自己管理をして、脳梗塞から自分を守りましょう。

再発せずに長期間じょうずにコントロールできている患者さんは、医師任せではなく、自ら家庭用血圧計で毎日血圧測定をして記録するなど、意欲的に病気と向き合っているケースがほとんどです。**処方された薬を指示どおりにのみ、禁煙し、食事、運動などの生活習慣を見つめ直して、**再発防止を心がけましょう。

ただし、自己管理とはいっても、血栓《けっせん》を防ぐ薬や生活習慣病の薬などは、勝手に服用を止めたり薬の量を増減したりしてはいけません。医師の指示通りにのみ続け、定期的に受診して体や病気の状態を確認しましょう。

Q68 後遺症があると一人暮らしをするのは難しいですか？

寝たきりなど後遺症が重いと難しい場合もありますが、介助度が低い場合は工夫しだいで自立して生活できる人もいます。まず退院前に、病院の相談窓口などで退院後の生活のアドバイスを受けましょう。そして一時退院のときに、退院後の生活をシミュレーションして問題点を洗い出し、専門家（↓P117）といっしょに解決策を考えておくことが重要です。

また**自治体の地域包括《ほうかつ》支援センターや福祉課に相談し、介護保険などの公的なサービスを十分に活用しましょう。**ケアマネージャーやヘルパーは、介護に関するプロです。地域の事情も加味して、後遺症や介護度に合わせて適切なアドバイスをしてくれるでしょう。

主治医や看護師、ソーシャルワーカーに相談してみるのもよい方法です。退院後も通院を続けるので、その都度相談するとよいでしょう。

Q69 後遺症が落ち着くまで、外出を控えたほうがよいですか？

後遺症は、けがなどと違って安静にする必要はなく、安静にして改善することもありません。逆に、**自宅に閉じこもっていると、筋力が衰えやすく、認知症が起こりやすい**こともわかっています。外出して転倒したらどうしようなどの恐怖感があって、通院以外ではほとんど外出しないという人もいますが、ケアマネージャーやヘルパーに相談して外出できる方法を考えてみましょう。

家族も患者さんをひとりにせず、人とかかわれる場をつくるようにします。話しかけたり、いっしょに買い物に出かけたり、簡単なことでもよいので、**コミュニケーションを絶やさないことが、機能低下の防止**につながります。お客さんを招くのもいい方法です。おもてなしのために自分で掃除や料理などをして体を動かしますし、気持ちが明るくなります。

Q70 退院してから気分が落ち込みやすいのですが……

脳梗塞では後遺症として、うつ症状や感情障害が起こることがあります。脳梗塞後に発症するうつ病は、「脳卒中後うつ」「血管性うつ」と呼ばれ、**発作から3ヵ月後ぐらいに現れるのが特徴**です。とくに大脳の前頭葉《ぜんとうよう》付近の障害がうつと関連しやすく、脳梗塞による病変が原因の「心の後遺症」であるケースも多いのです。

うつ状態が続いたら主治医に相談を。場合によっては専門医を紹介してもらい、早めに治療を受けましょう。薬が効く場合があり、一般的に次のような薬がよく処方されます。ただし症状が改善しても勝手に薬を止めたり増減したりするのは禁忌です。

- **選択的セロトニン再取り込み阻害薬（SSRI）**……フルボキサミンなど
- **セロトニン・ノルアドレナリン再取り込み阻害薬（SNRI）**……ミルナシプランなど
- **三環系および四環系抗うつ薬**……ノルトリプチリンなど

心の後遺症

病気になった人の「気分の落ち込み」とは別に、脳梗塞では後遺症として、うつ症状が見られることがあります。

脳そのものの障害

脳梗塞で大脳の機能が一部損傷（障害）され、感情のコントロールが不安定になる

喪失感

脳梗塞を発症し健康を失ったショック、後遺症が残ったショックなどが原因のうつ状態

↓

精神的な不調

感情障害

イライラや怒りなど、感情が不安定になる障害。意欲が低下し表情がなくなる場合や、幻覚や妄想が起こる場合もある

うつ病

抑うつ感、不安感、焦《しょう》燥感《そうかん》、精神活動の低下、意欲の低下、食欲低下、不眠症などが特徴

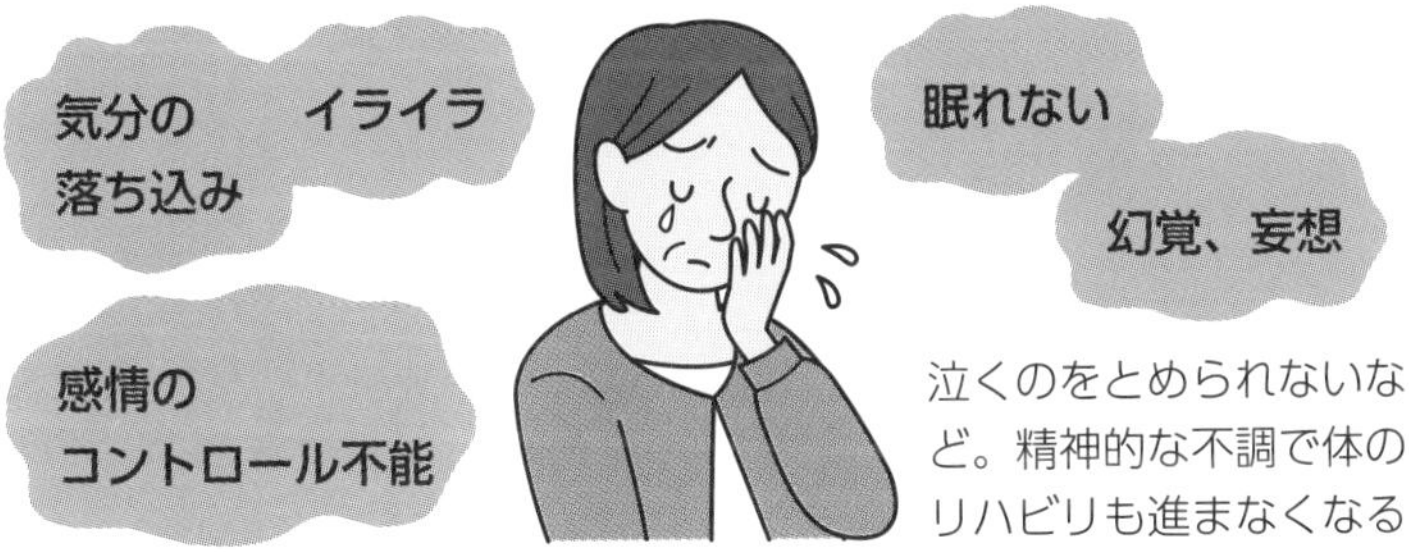
気分の落ち込み
イライラ
感情のコントロール不能
眠れない
幻覚、妄想

泣くのをとめられないなど。精神的な不調で体のリハビリも進まなくなる

Q71
周囲の人が患者さんのうつ病に気づくポイントはありますか？

脳梗塞の維持期、つまり退院後はうつ病になる患者さんが少なくありません。しかし本人は言語障害などから、自分でつらさを訴えられないこともあるので、周囲の人も変化に気づきたいものです。

意欲や興味をあまり示さなくなった、会話や外出の頻度が少なくなった、などがうつ病のサインです。患者さんの心の変化を見逃さず、主治医に相談するなど、早めに適切なサポートを心がけましょう。

またうつ症状は、認知症に似ている場合

▼うつ病のサイン

- 口数が減った
- 笑わなくなった
- 食欲がなくなった
- 趣味に誘っても断られる
- 眠れていない

早朝に目が覚めて眠れない人が多い。昼間にぼんやりしているのもサイン

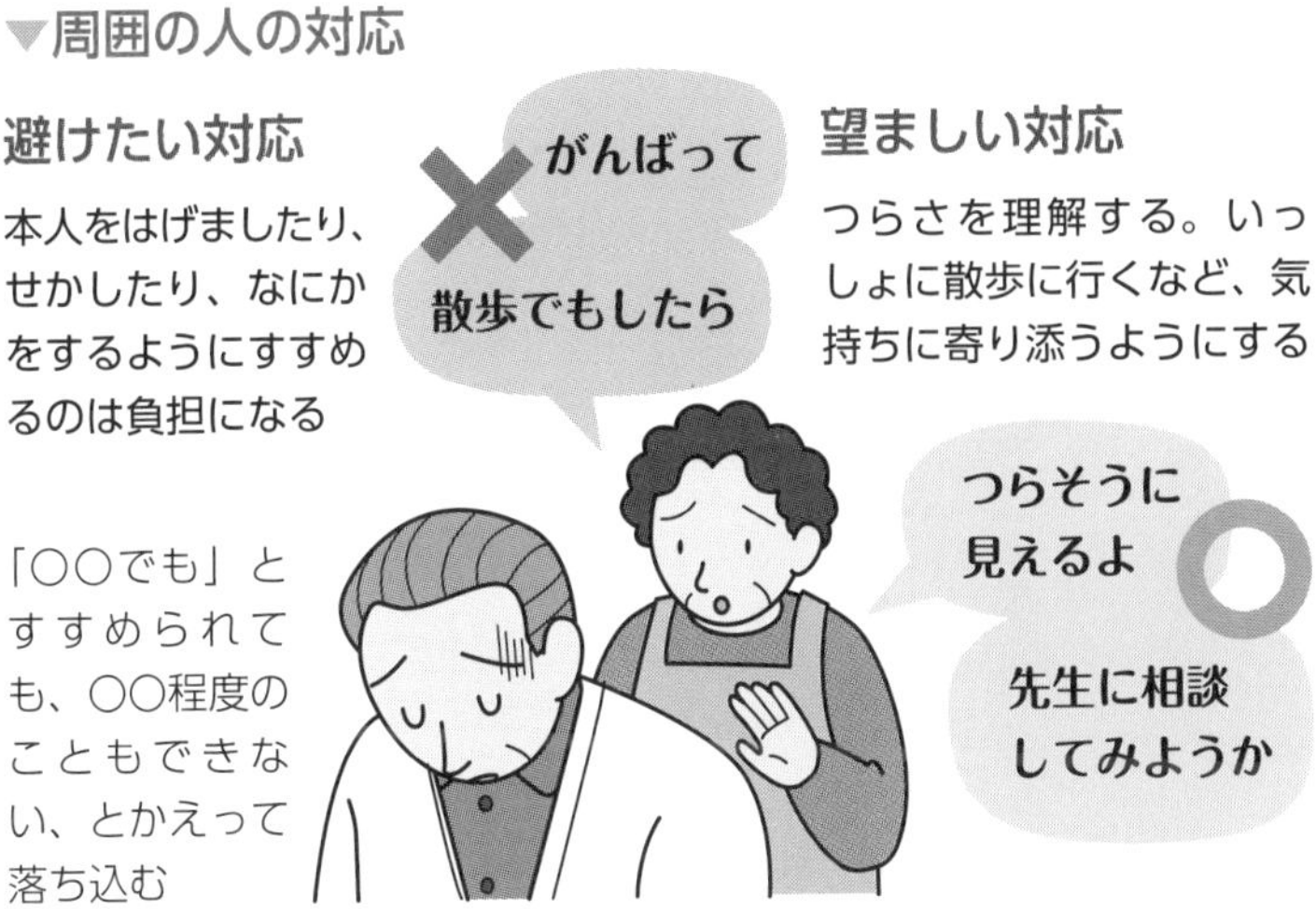
▼周囲の人の対応
避けたい対応
本人をはげましたり、せかしたり、なにかをするようにすすめるのは負担になる
がんばって
散歩でもしたら
望ましい対応
つらさを理解する。いっしょに散歩に行くなど、気持ちに寄り添うようにする
つらそうに見えるよ
先生に相談してみようか
「○○でも」とすすめられても、○○程度のこともできない、とかえって落ち込む

もあるので注意が必要です。また脳梗塞の後遺症としての認知症に、うつ病が合併することもあります。認知症かうつ病かを調べるには専門的な検査が必要ですから、まず主治医に相談することが重要です。

患者さんに対しては、無理に元気づける必要はありません。運動やレジャーに誘うことは、うつ病の予防には効果的ですが、うつ病になってからでは患者さんの負担になることがあります。はげましたり外出に連れ出したりするよりも、**患者さんのつらい気持ちを受け止め、寄り添っていきましょう。**

Q72 退院後も、受診や検査が必要ですか？

脳梗塞は退院後も、治療効果の確認や治療内容の見直し、危険因子の管理が必要です。脳梗塞を起こした人は、定期的に脳や動脈の状態を調べる必要があります。**少なくとも1年に1回は専門医を受診**してください。専門医のもとでは、MRI検査やMRA検査、首の血管（頸動脈《けいどうみゃく》）の超音波検査などを受けます。無症候性《むしょうこうせい》脳梗塞という気づきにくい脳梗塞もあるので（→P52）、再発の有無、動脈硬化の進行度などをチェックして、必要なら治療内容を変更します。

専門医での検査とは別に、**かかりつけ医で定期的な検査を受け、危険因子のコントロール状態をみてもらいます。**ワルファリンを服用している人は原則1ヵ月に1回の血液検査が必要です。ほかにも、高血圧なら血圧測定、糖尿病や脂質異常症なら血液検査を受けてHbA1cやLDLコレステロール値を調べます。

検査の頻度は一般的に1～3ヵ月に1回ですが、間隔は状態や合併症により人それそれです。高齢になれば脳梗塞以外の病気のリスクも増えます。定期検診の際には、心臓の病気など、全身のチェックも受けると万全な健康管理となるでしょう。

とくに心電図検査は重要です。脳梗塞の危険因子には、「心房細動《しんぼうさいどう》（→P74）」という心臓の病気があります。加齢とともに起こりやすくなる病気ですが、自覚症状がないことも少なくありません。**心房細動は、心電図検査を受ければわかります。**自治体や職場などの健診でおこなうことが多いので、必ず受けましょう。

脳ドックで脳卒中予防を

脳卒中の多くは突然発症しますが、その前に体内では異変が起きています。そうした異変には、「脳ドック」という脳専用の人間ドックで見つけられるものがあります。

例えば「未破裂脳動脈瘤《みはれつのうどうみゃくりゅう》」という脳の血管のコブは、MRI検査で見つけられます。コブがあるだけなら症状はありませんが、破裂するとくも膜下出血という非常に危険な脳卒中を起こします。また、超音波検査で首の血管壁の厚みを測って動脈硬化の状態を調べることで、脳梗塞の危険性がわかります。

異変があっても治療すれば、脳卒中を予防できます。とくに危険因子のある人や脳卒中の患者さんが血縁にいる人におすすめです。

参考文献

日本脳卒中学会編『脳卒中治療ガイドライン 2021』(協和企画)

日本高血圧学会編『高血圧治療ガイドライン 2019』

日本糖尿病学会編・著『糖尿病治療ガイド 2020-2021』(文光堂)

日本動脈硬化学会『動脈硬化性疾患予防ガイドライン 2017 年版』

国循脳卒中データバンク2021編集委員会
『脳卒中データバンク2021』中山書店

高木誠監修『新版　脳梗塞・脳出血・くも膜下出血』(主婦の友社)

高木誠監修『脳梗塞はこうして防ぐ、治す』(講談社)

内山真一郎『名医の図解　脳梗塞の予防・治療と生活のしかた』(主婦と生活社)

橋本圭司監修『高次脳機能障害のリハビリがわかる本』(講談社)

渡辺孝監修『しなやかな血管をつくる本』(講談社)

寺本民生監修『コレステロール値が高いと言われたら読む本』(小学館)

山口武典総監修
『別冊 NHK きょうの健康　脳梗塞　防ぐ・治す・リハビリテーション』(NHK出版)

「きょうの健康」2011 年 12 月号、(NHK出版)

- 編集協力　オフィス 201　武田央代
- カバーデザイン　村沢尚美 (NAOMI DESIGN AGENCY)
- カバーイラスト　伊藤ハムスター
- 本文デザイン　南雲デザイン
- 本文イラスト　後藤 繭　千田和幸

※本書は、2012年に小社より刊行された、健康ライブラリー イラスト版『脳梗塞の防ぎ方・治し方』に加筆・再編集したものです。

監修者プロフィール

高木　誠（たかぎ・まこと）

東京都済生会中央病院名誉院長。1954年生まれ。1979年慶應義塾大学医学部卒業。長年にわたり東京都済生会中央病院脳神経内科にて診療に携わる。

専門は脳神経内科、特に脳血管障害。一般市民向けの講演や、テレビ番組出演などを通じて、急性期治療の重要性について啓発を重ねている。編著書に『実践　脳卒中ケア』、共著に『脳卒中ビジュアルテキスト』（ともに医学書院）、監修書に『脳梗塞はこうして防ぐ、治す』（講談社）、共監訳書に『メイヨー・クリニック　脳卒中ハンドブック』（メディカル・サイエンス・インターナショナル）などがある。

健康ライブラリー

名医《めいい》が答《こた》える！　脳梗塞《のうこうそく》　治療大全《ちりょうたいぜん》

2021年10月26日 第1刷発行
2023年 2 月 3 日 第2刷発行

監　修　高木　誠（たかぎ・まこと）

発行者　鈴木章一

発行所　株式会社講談社
〒112-8001　東京都文京区音羽二丁目12-21
電話　編集　03-5395-3560
販売　03-5395-4415
業務　03-5395-3615

KODANSHA

印刷所　株式会社KPSプロダクツ

製本所　株式会社国宝社

ISBN978-4-06-525712-8
N.D.C.493 158p 19cm